TRIBUNAL CIVIL DE LA SEINE (1re CHAMBRE),

Présidence de M. Benoît-Champy.

AUDIENCE DU VENDREDI.

NOTE SCIENTIFIQUE

SUR LA

DOCTRINE DITE HOMOEOPATHIQUE,

A L'OCCASION

DU PROCÈS INTENTÉ AU JOURNAL L'**UNION MÉDICALE**

DANS LA PERSONNE DE

MM. G. RICHELOT, Gérant;
A. LATOUR, Rédacteur en chef;
T. GALLARD, auteur de l'article incriminé.

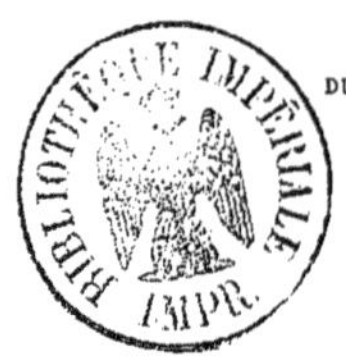

PARIS,

IMPRIMERIE FÉLIX MALTESTE ET Cie,

RUE DES DEUX-PORTES-SAINT-SAUVEUR, 22.

1858

EXPOSÉ DE L'AFFAIRE.

Douze personnes se disant membres d'une prétendue commission centrale homœopathique, nous demandent 50,000 francs de dommages-intérêts pour avoir, dans un article publié le 24 octobre 1857 par le journal *l'Union Médicale,* porté atteinte à leur honneur et à leur considération, ainsi que pour avoir nui à l'exercice de leur profession.

Me Andral, qui a bien voulu se charger de défendre l'auteur; Me Bethmont, qui a consenti à prêter au journal son puissant concours, et Me Victor Lefranc, qui veut bien se présenter pour le rédacteur en chef; assistés de Me Émile Adam, avoué, démontreront, nous en sommes convaincus, non seulement le mal fondé de la demande, mais encore que les demandeurs doivent être considérés comme non-recevables.

Pleins de confiance dans nos honorables avocats, nous leur laissons le soin de discuter la question au point de vue juridique. Mais, pour justifier la forme et le fond de notre article, nous demandons au Tribunal la permission de lui exposer la doctrine homœopathique, son origine, ses conséquences pratiques et les dangers qui peuvent résulter de son application, en ayant soin de citer, à l'appui de notre opinion, la relation des expériences tentées par les maîtres les plus illustres et les jugements qu'ils ont portés sur l'homœopathie.

Si le Tribunal veut bien prendre connaissance des faits et des documents que nous avons recueillis, et que nous avons l'honneur de mettre sous ses yeux, il comprendra et il approuvera, nous osons l'espérer, la sévérité des appréciations contenues dans l'article incriminé.

RICHELOT, A. LATOUR, T. GALLARD.

« L'homœopathie est vraie ou mensongère.

« L'homœopathie est une mystification ou une doctrine sérieuse.
» Dans le premier cas, *on ne saurait trop se hâter d'en délivrer*
» *le monde en ouvrant les yeux aux* **crédules** *et en démasquant*
» *les* **fourbes.** »

(CHARGÉ. — *L'Homœopathie et ses détracteurs.*)

Vers la fin du siècle dernier, en 1790, un rêveur allemand, Hahnemann, essaya de résoudre la question que Molière avait si malicieusement posée aux médecins de son temps : Pourquoi les médicaments guérissent-ils? *Pourquoi l'opium fait-il dormir* (1) ?

Rien n'est si aride, si obscur que la recherche des causes premières, car il reste toujours quelque chose à éclaircir au delà du point que l'on est une fois parvenu à élucider, et la solution du problème se trouve toujours reculée sans pouvoir être jamais donnée d'une façon défi-

(1) Sait-on comment l'opium a produit la stupeur ? pas mieux qu'on ne sait comment le mercure a éteint la syphilis. — Dans les deux cas on est parti d'un fait expérimental, et c'est le caractère de toutes les sciences d'observation — seules les mathématiques et la métaphysique sont affranchies de cette nécessité (*Trousseau* et *Pidoux*, *Introduction au traité de Thérapeutique et de matière Médicale*, p. LXI).

nitive (1). Chacun sait à quelles erreurs ou à quelles illusions peut conduire cette recherche, et, de nos jours, on ne voit plus que les exaltés ou les esprits creux s'égarer dans une semblable voie. Hahnemann s'y engage pourtant sans sourciller, et peu satisfait de la naïve et modeste réponse mise par le grand satirique dans la bouche de son héros, il imagina d'en faire une, non seulement différente, mais diamétralement opposée, en disant : « Non, les médicaments ne guérissent pas parce qu'ils ont une vertu cura-

(1) On demandait un jour à Newton *pourquoi* il marchait quand il en avait envie? et *comment* son bras et sa main se remuaient à sa volonté. *Il répondit qu'il n'en savait rien* — mais du moins, lui dit-on, vous qui connaissez si bien la gravitation des planètes, vous me direz *par quelle raison* elles tournent dans un sens plutôt que dans l'autre; *et il avoua encore qu'il n'en savait rien.*

Quelqu'un a-t-il jamais su dire précisément *comment* une buche se change dans son foyer en charbon ardent, et par quelle raison la chaux s'enflamme avec de l'eau fraîche?

Le premier principe du mouvement du cœur dans les animaux est-il bien connu? Sait-on bien nettement *comment* la génération s'opère? A-t-on deviné ce qui nous donne les sensations, les idées, la mémoire?

> Pour découvrir un peu ce qui se passe en moi,
> Je m'en vais consulter le médecin du roi.
> Sans doute il en sait plus que ses doctes confrères;
> Je veux savoir de lui par quels secrets mystères
> Ce pain, cet aliment, dans mon corps digéré,
> Se transforme en un lait doucement préparé?
> Comment toujours filtré dans ses routes certaines
> En longs ruisseaux de pourpre il court enfler mes veines,
> A mon corps languissant rend un pouvoir nouveau,
> Fait palpiter mon cœur et penser mon cerveau?
> Il lève au ciel les yeux, il s'incline, il s'écrie:
> *Demandez-le à ce Dieu qui nous donna la vie.*
>
> . . . .
> Je n'imiterai point ce malheureux savant
> Qui des feux de l'Etna scrutateur imprudent,
> Marchant sur des monceaux de bitume et de cendre
> Fut consumé du feu qu'il cherchait à comprendre.

(VOLTAIRE — *Dic. Philosophique.*)

tive ; non *l'opium n'endort pas parce qu'il a une vertu dormi-*
tive; bien au contraire, si les médicaments guérissent,
c'est qu'il y a en eux un principe morbifique capable de
donner justement la maladie qu'ils sont destinés à guérir !
Si l'opium fait dormir, c'est qu'il y a en lui une vertu excita-
~rice capable de chasser le sommeil !... »

Et l'homœopathie fut inventée !...

I

PRINCIPE FONDAMENTAL DE L'HOMŒOPATHIE.

Similia similibus curantur.

Un semblant d'expérience paraissait pouvoir en quelque
sorte autoriser une si étrange conclusion. Mais cette simple
et unique expérience, qui fait à elle seule tout le fond
de la doctrine, ne supporte pas le plus léger examen, et
n'autorise pas le moins du monde les conséquences qui en
ont été déduites.

C'est à propos de l'action curative du quinquina, gué-
rissant si merveilleusement les fièvres intermittentes, que
Hahnemann s'évertua à rechercher pourquoi ce médicament jouit d'une semblable propriété. Il pensa qu'en expé-
rimentant son action sur des personnes en santé, il par-
viendrait à élucider le mystère de sa vertu fébrifuge. Le
quinquina, ainsi essayé, développa, chez les individus soumis à l'expérience, un peu de chaleur et une légère accélé-
ration de la circulation se traduisant à l'extérieur par un peu
de rougeur ou de coloration de la peau, plus particulière-
ment de celle du visage, et par une petite élévation du
pouls. Hahnemann crut, dans la réunion de ces symptômes
essentiellement légers et fugaces, voir un véritable accès

fébrile, et il s'empressa de dire : Le quinquina, qui guérit la fièvre intermittente, a pour propriété de communiquer cette même fièvre aux personnes bien portantes auxquelles on l'administre ; DONC, *pour guérir une maladie quelconque, il faut choisir un médicament capable de produire cette
même maladie chez une personne en santé.*

Une seule expérience, faite sur un seul médicament, et
cela suffit pour arriver à bouleverser toute la médecine en
concluant d'une façon aussi générale que nous venons de
le dire ! — Qui n'est surpris d'une telle précipitation ? Qui
peut reconnaître, dans une semblable manière d'agir, le
calme et le recueillement dignes du savant et surtout du
philosophe qui veut systématiser ? Et cependant ce n'est
pas dans l'empressement irréfléchi vers une généralisation
trop rapide que consiste seulement la faute d'Hahnemann.
On peut lui adresser un reproche bien plus grave encore,
car il y a, dans son expérience, une erreur capitale, une
de ces méprises qu'un élève en médecine ne commettrait
pas.

Les symptômes qu'Hahnemann a pu déterminer, soit en
prenant lui-même du quinquina, soit en l'administrant à
d'autres personnes bien portantes, ne sont pas ceux d'un
accès de fièvre intermittente. A-t-il observé ce frisson,
cette sensation de froid prolongé avec horripilations, claquement de dents et production de cet état particulier vulgairement désigné sous le nom de *chair de poule ;* toutes
circonstances qui signalent le début des accès de fièvre intermittente ? Non, certes, et il n'a pas vu davantage cette
chaleur sèche, brûlante, avec soif vive, bouche aride et
plus ou moins pâteuse qui succède au frisson et constitue
la deuxième phase du véritable accès fébrile ; enfin, il a
bien moins encore rencontré cette sueur abondante avec
abattement, prostration des forces, qui ne manque jamais

à la suite de l'accès dû à la fièvre intermittente. De plus, le quinquina, administré à un individu bien portant, ne détermine pas un mouvement intermittent, c'est-à-dire se reproduisant périodiquement comme les véritables accès fébriles. Le quinquina ne produit pas ces symptômes, et il n'est pas un homme intelligent qui ne puisse s'en convaincre facilement, s'il veut prendre la peine d'interroger à ce sujet les personnes (et elles sont nombreuses à Paris, surtout parmi les jeunes filles et les jeunes femmes) qui prennent habituellement du quinquina, soit en poudre, soit en pilules, soit, et plus communément, à l'état de vin de quinquina.

Ce que ces personnes éprouvent après avoir pris leur médicament, c'est, nous le répétons, un peu de chaleur développée d'abord vers l'estomac, puis se répandant dans tout le corps, absolument comme si elles venaient de boire un peu de vin généreux, de la liqueur, du café ou du thé; et pourtant personne n'a songé à accuser ces substances de déterminer des accès de fièvre intermittente. Elles tonifient, elles remontent les forces, voilà tout; mais elles ne produisent ni ne guérissent la maladie désignée sous le nom de fièvre paludéenne ou intermittente. Quant au quinquina, il ne fait pas autre chose chez les individus bien portants; il a des propriétés toniques analogues à celles du vin, de l'alcool ou du café; mais en outre il possède une propriété fébrifuge qu'il ne partage pas avec ces substances. Cette vertu lui est bien spéciale et ne paraît avoir aucun rapport avec les propriétés toniques qui lui sont communes avec un grand nombre de médicaments, car elle ne se retrouve dans aucun de ces derniers.

Ce que nous avançons ici n'est pas une opinion personnelle édifiée pour le besoin de la cause, et il nous suffira d'ouvrir les ouvrages de médecine les plus répandus pour apporter un grand nombre de citations avec le témoignage des hommes les plus justement célèbres à l'appui de ce que nous venons de dire.

Ainsi, *M. Andral* annonce en pleine Académie de médecine (séance du 17 mars 1835) que « le quinquina expé-
» rimenté par lui n'a jamais produit de mouvement fébrile
» ni rien qui ressemblât à une fièvre intermittente. »

Et *Double,* confirmant ce que son collègue vient de dire, ajoute : « En 1801, M. Dumas, de Montpellier, considé-
» rant la fièvre comme un excellent moyen de guérison,
» cherchait les moyens de la produire artificiellement.
» Pendant quatre mois, nous prîmes lui et moi du quin-
» quina à toutes doses ; nous n'eûmes jamais un accès de
» fièvre. » (*Procès-verbaux de l'Académie,* — et *Archives générales de médecine.* — 2ᵉ série, t. vii, p. 407.)

MM. *Trousseau* et *Pidoux* disent dans leur traité de thérapeutique, qui est entre les mains de tous les praticiens et de tous les élèves : « Huit grammes de poudre de quin-
» quina jaune arrêtent une maladie qui allait foudroyer
» l'organisme ; ils n'ont ce merveilleux effet que dans cer-
» tains cas bien déterminés. — Tout homme sain peut
» prendre la même dose sans s'en apercevoir, et il a fallu
» la pierre de touche qu'on nomme une maladie palu-
» déenne pour décéler dans le quinquina cette puissante
» action. Personne ne l'aurait déduite de ses propriétés
» sur l'homme sain, de sa *composition chimique, etc.* »
(*Introduct.*, p. 60.)

M. *Requin*, professeur à la Faculté de médecine, médecin de l'Hôtel-Dieu, membre de l'Académie, etc., et auteur d'un ouvrage de médecine également classique, dit : « Ce fut pour expliquer l'action spécifique du quin-
» quina contre la fièvre intermittente que Hahnemann
» vint à concevoir l'idée-mère, le principe suivant moi

» chimérique de son très chimérique système. — Un beau
» jour il s'imagina de s'administrer le quinquina. Et puis
» il s'imagina éprouver, sous l'influence de cet agent, une
» fièvre intermittente. — Peut-être l'éprouva-t-il effecti-
» vement, tant il y a dans la nature de hasards infiniment
» variés qui peuvent prêter appui, si l'on veut, à tous les
» systèmes imaginables ! » *(Homœopathie, p. 5.)*

Enfin M. *Jeannel,* professeur à l'École de médecine de
Bordeaux, est encore plus explicite s'il est possible.

« *Le quinquina guérit la fièvre parce qu'il la donne.* Ce
» fait fondamental, découvert par Hahnemann et qui a en-
» gendré toute sa doctrine médicale, je le déclare radica-
» lement erroné, controuvé, imaginaire et faux.

» J'ai considéré l'action des médicaments comme l'objet
» de la plus sérieuse étude et c'est sur moi-même que
» j'ai expérimenté les agents les plus énergiques de notre
» matière médicale. — J'ai expérimenté sur moi-même
» un grand nombre de fois, et à différentes doses, le sul-
» fate de quinine, l'écorce de quinquina calisaya sous dif-
» férentes formes, etc.

» Depuis vingt ans, j'étudie l'action des médicaments
» souvent sur moi-même, comme je viens de le dire, et bien
» plus souvent sur les malades soumis à mon observation.
» Me trouvant malade ou jouissant d'une bonne santé, j'ai
» pris maintes fois du quinquina, j'en ai administré à des
» sujets fébricitants ou seulement débilités, et j'ai acquis
» la certitude la plus absolue de ceci :

» *Le quinquina n'a pas pour effet thérapeutique de causer la*
» *fièvre.*

» Enfin, je défie tous les homœopathes de l'Univers de
» me donner la fièvre en m'administrant du quinquina.
» Ils me donneront beaucoup d'ennui en m'obligeant à
» écouter ou à lire leurs dissertations et en m'imposant la

» tâche de détromper le public sur leurs erreurs volon-
» taires ou involontaires, mais ils ne me donneront jamais
» la fièvre en m'administrant le quinquina. En présence
» d'une commission composée de tous les homœopathes
» que vous voudrez et d'un nombre égal de confrères
» choisis par moi, je m'engage solennellement à prendre,
» pendant huit jours de suite, (me soumettant d'ailleurs au
» régime prescrit par l'homœopathie) une quantité de
» quinquina égale à celle qu'on donne ordinairement
» comme fortifiant ou comme fébrifuge, ou bien les pré-
» parations de quinquina homœopathiques, le tout à votre
» choix ; et si ces préparations me causent un accès de
» fièvre caractérisé par les trois périodes (frisson, chaleur,
» sueur), je promets de consacrer 500 fr. à l'œuvre de
» charité que vous m'indiquerez, et je signe de mon nom.

» J. JEANNEL, D. M. P.

» Si, au contraire, l'expérience ne réussit pas, vous ne
» devrez rien..., que vous taire.

» Et je n'admets pas qu'il vous soit possible d'équivo-
» quer, d'éluder et de me payer de belles paroles. — J'ai
» rangé les homœopathes parmi les *charlatans*, et ils m'ont
» répondu par un déluge d'invectives, de citations, de
» prophéties : c'est fort bien. — Aujourd'hui il ne s'agit
» plus d'invectiver, de citer, de déclamer et de prophé-
» tiser, il s'agit de me donner la fièvre avec du quinquina
» et de vérifier une bonne fois votre axiome fonda-
» mental. »

« J'ai accepté le défi que vous adressiez fièrement au
» au monde entier. J'ai nié formellement l'axiome fonda-
» mental de l'homœopathie et j'ai proposé de le vérifier
» sur moi purement et simplement... A cette proposition
» loyale d'un homme qui vous défie de reproduire sur lui-

» même, aux dépens de sa propre santé, le phénomène
» fondamental de votre doctrine, vous répondez : *L'adver-*
» *saire de l'homœopathie a fait feu trop tôt, il trouvera, dans*
» *la suite de notre travail, l'occasion d'exercer avec plus d'à-*
» *propos la vigueur de son argumentation...* Vous refuserez
» par une fin de non-recevoir une expérience loyale, sé-
» rieuse, solennelle, décisive... Il est toujours à propos de
» vérifier un fait scientifique lorsqu'il est contesté.

» Essayez de me proposer, à moi, une expérience, une
» seule sur l'action des médicaments réels que je prescris
» tous les jours.

» Défiez-moi, s'il vous plaît, de constater sur vous-
» même l'action de l'émétique, de la belladone, de l'ipéca-
» cuanha ou de la morphine. Certes, les conditions de
» l'expérience ne sont pas longues à régler ; je ne trouverai
» pas que *vous faites feu trop tôt et qu'il se présentera plus*
» *tard une meilleure occasion d'exercer la vigueur de votre ar-*
» *gumentation.*

» Continuez donc vos prédications homœopathiques,
» mais vous avez perdu le droit de réclamer, lorsque je
» continuerai de dire, d'écrire et d'affirmer ceci : Le fait
» fondamental découvert par Hahnemann et qui a engendré
» toute la doctrine homœopathique, est radicalement er-
» roné, controuvé, imaginaire et faux.

» Le quinquina ne donne pas la fièvre.

» Je défie tous les homœopathes de l'univers de me
» donner la fièvre en m'administrant du quinquina. »

(JEANNEL. —. *Lettres sur l'homœopathie. — Réponse à*
M. le comte de Bonneval, médecin homœopathe.)

II

CONSÉQUENCE FORCÉE DE CE PRINCIPE. — LES DOSES INFINIMENT PETITES. — PRÉPARATION DES MÉDICAMENTS HOMŒOPATHIQUES.

Nous venons de voir Hahnemann formulant avec l'irréflexion et la légèreté les plus impardonnables un principe qui doit renverser toutes les idées reçues en médecine. — Ce principe est faux, nous le savons, et nous l'avons surabondamment démontré. — Voyons néanmoins comment il sera appliqué et quelles conséquences pratiques vont en être déduites. — En vertu de ce fameux axiome dont la vérité vient de lui être si subitement révélée, Hahnemann, placé en face d'un malade, n'aura plus qu'une chose à se demander : quelle est la substance capable de déterminer chez une personne bien portante la maladie que j'ai à traiter? — Tous ses soins doivent donc se borner à la recherche de ce précieux médicament qui, seul, pourra triompher du mal d'après le principe ci-dessus exposé.

Les occasions ne tardèrent pas à se présenter et Hahnemann s'empressa de prescrire aux malades, assez mal inspirés pour venir le consulter, les médicaments qu'il crut devoir être les plus propres à produire une maladie semblable à celle dont ils étaient atteints.

Mais, loin d'amener une prompte et rapide guérison, comme il l'espérait, il ne fit ainsi qu'aggraver leur état (1).

(1) Voir à ce sujet les livres de Hahnemann lui-même surtout *l'Organon,* et la brochure de M. Magnan, médecin homœopathe, qui dit : « *Les aggra* » *vations dont* Hahnemann *fut souvent témoin* l'obligèrent à descendre à » de petites doses telles qu'une goutte, une demi-goutte, et même un quart » de goute de teinture... Mais dans certains cas *ces doses déjà minimes* » *ayant semblé encore trop fortes, il fallut atténuer davantage.*»

(De L'homœopathie, p. 87).

En présence d'un pareil résultat, qu'eût fait un savant, un philosophe, un honnête homme enfin, mû tout simplement par le désir de trouver la vérité et de se rendre utile à ses semblables? — Nous le demandons à tout homme de bonne foi, médecin ou autre, ne devait-il pas conclure : Le système qui m'a conduit dans cette voie est absurde, l'expérience, aussi bien que la raison, répugne à le faire admettre, abandonnons-le au plus vite? — Mais Hahnemann ne sut pas se résoudre à un tel aveu.

Ne nous occupons pas pour le moment du mobile qui le fait agir. Et, sans nous inquiéter de savoir s'il obéit, soit aux conceptions délirantes d'un cerveau malade qui prend ses rêves pour des réalités, soit aux suggestions que l'appât du gain ou un désir immodéré de renommée peut dicter à un ambitieux vulgaire. Suivons-le dans le développement de son système, pour voir à quelles conséquences absurdes il va se trouver fatalement entraîné.

Un jour donc il s'éveille avec cette idée : les médicaments guérissent parce qu'ils ont la propriété de produire la maladie qu'ils sont destinés à combattre ; et, sans plus attendre, il s'empresse de soumettre ses malades aux conséquences désastreuses de cette idée bizarre. — Les résultats les plus funestes ne l'arrêtent pas ; le système ne peut avoir tort, et si l'expérience lui est défavorable, c'est que l'expérience est mauvaise ou mal instituée. — Il aggrave l'état de ses malades au lieu de l'améliorer, peu lui importe, il n'en persiste pas moins dans sa manière de voir, et s'il lui vient à l'esprit de supposer que cette aggravation peut bien tenir à ce qu'il leur prescrit des médicaments capables de leur donner une maladie semblable à celle dont ils sont atteints, il ne renoncera pas pour cela à cette manière de faire.

Cependant, cette aggravation de l'état du malade, sous

l'influence de sa méthode, était visible, même aux yeux les moins clairvoyants, et le gênait considérablement ; aussi s'évertua-t-il à trouver les moyens d'y obvier. Un expédient fort simple ne tarda pas à se présenter à son esprit, ce fut de diminuer les doses des substances médicamenteuses. Dès lors, et on le conçoit aisément, les inconvénients devinrent de moins en moins sensibles, jusqu'à être tout à fait nuls quand les doses furent réduites à leur plus simple expression, c'est-à-dire à néant. Quelques gouttes d'un médicament capable de produire une maladie semblable à celle dont le patient était atteint, faisaient empirer son état : on n'en donna plus qu'une moitié, un quart de goutte ; mais, comme alors encore on en sentait parfois l'effet, on descendit à un centième, à un dix-millième, à un millionième de goutte, ou moins encore, c'est-à-dire qu'on en vint à ne plus rien donner du tout, et, à dater de ce moment, l'aggravation n'eut plus lieu... par l'effet du remède, du moins.

On ne donna plus rien du tout, avons-nous dit. C'est ce qu'il s'agit de prouver, et cela sera facile, car il nous suffira d'indiquer comment on procède pour préparer les médicaments homœopathiques. Cette préparation, une fois bien connue, la doctrine croule d'elle-même, et nous sommes certains qu'il n'y a pas au monde un seul homme sensé et intelligent qui soit capable de croire à la vertu des médicaments homœopathiques, quand une fois il sera bien édifié sur la façon dont ils sont composés, et surtout quand il les aura vu préparer d'après les règles tracées par Hahnemann.

Vous prenez une goutte d'un médicament quelconque (1)

(1) On prend un grain de la poudre de ces substances (un grain de mercure coulant, une goutte de pétrole au lieu d'un grain, etc.), et on le met sur environ le tiers de cent grains de sucre de lait pulvérisé, dans une capsule

(supposons, si l'on veut, la substance la plus active qui se
puisse imaginer, le poison le plus énergique et le plus sub-
til dont on ait jamais entendu parler, une de ces substances
dont une goutte suffirait pour foudroyer un homme), vous
mettez cette goutte dans un flacon avec cent gouttes d'al-

de porcelaine; on mêle ensemble les deux poudres avec une spatule d'os
ou de corne, et on broie le mélange avec une certaine force pendant six
minutes; puis pendant quatre autres minutes on presse la masse avec le
pilon contre le fond de la capsule pour la rendre bien homogène, et l'on
continue pendant quatre minutes à la broyer avec une égale force sans y
rien ajouter. Cela fait, on consacre encore quatre minutes à la presser de
haut en bas et de bas en haut avec le pilon, et on la dépose sur le second
tiers du sucre de lait, auquel on la mêle un instant avec la spatule; on la
broie d'une manière égale pendant six minutes, puis on la presse encore
pendant quatre, et enfin, on la rebroie de nouveau avec force pendant six
autres; alors, après avoir consacré quatre autres minutes à la presser,
on y ajoute le dernier tiers du sucre de lait, qu'on y mêle bien au moyen
de la spatule, et on termine l'opération en broyant fortement pendant
six minutes, pressant pendant quatre et rebroyant de nouveau pendant
six. La poudre ainsi obtenue est conservée dans un flacon bouché, qui
porte le nom de la substance avec la suscription $\overline{100}$, indiquant que le
remède qu'il contient est à la centième puissance.

Pour élever alors la substance à $\overline{10,000}$, ou à la dix-millième puissance,
on prend un grain de la poudre $\overline{100}$, on le met dans la capsule avec le
tiers de cent grains de sucre de lait récemment pulvérisé; on mêle le
tout ensemble avec la spatule, et l'on procède comme ci-dessus, en ayant
soin que chaque tiers soit deux fois broyé avec force pendant six minutes
chaque fois, et pressé dans l'intervalle pendant environ quatre minutes,
avant qu'on ajoute le second et le troisième tiers du sucre de lait, après
l'addition de chacun desquels on recommence de la même manière. Tout
étant fini, on met la poudre dans un flacon bouché, avec la suscription
$\overline{10,000}$, indiquant que la matière médicinale se trouve au dix-millième
degré de dilution.

En agissant de même avec un grain de cette nouvelle poudre, on la
porte à $\overline{1}$, c'est-à-dire à la millionième puissance.

Ainsi chaque dilution exige six fois six minutes de broiement et six fois
quatre minutes de frottement, ce qui fait plus d'une heure pour
chacune.

Pour établir de l'uniformité dans la préparation des médicaments
homœpathiques, et notamment des antipsoriques, au moins sous forme de

3

cool rectifié (esprit de vin) ; vous agitez, et vous avez un
mélange que les homœopathes appellent la première dilution.

Cette première dilution n'est pas celle qu'ils emploient,
le médicament y est encore en trop grande quantité, il
a besoin d'être atténué davantage. Pour cela faire, on

poudre, il est nécessaire que toutes les substances médicinales soient
amenées à la millionième puissance, ni plus ni moins. De cette manière on
a ensuite un point de départ fixe pour préparer les dissolutions et les
dilutions nécessaires de ces dissolutions. Tous les médicaments qui ont été
amenés en poudre à la millionième puissance, se dissolvent dans l'eau et
dans l'alcool, et peuvent ainsi être réduits sous forme liquide.

La première dissolution ne peut point avoir lieu avec de l'alcool pur,
parce que le sucre de lait ne se dissout point dans ce véhicule. On l'opère
donc au moyen de l'alcool aqueux, que l'on prépare d'une manière
uniforme en mêlant ensemble par dix secousses, c'est-à-dire par dix tours
de bras, cent gouttes d'eau distillé et cent gouttes d'alcool absolu, tous
deux à la température des caves.

On verse cent gouttes de l'alcool aqueux ainsi préparé sur un grain de
la poudre médicamenteuse ($\bar{\iota}$) amenée à la millionième puissance, on
bouche le flacon, on le tourne lentement sur lui-même jusqu'à ce que la
poudre soit dissoute, et on le secoue deux fois, c'est-à-dire par deux tours
de bras. Cela fait, on met le nom du médicament sur le flacon, avec la
suscription $\overline{1001}$. Une goutte de cette liqueur, qu'on fait tomber dans
quatre-vingt-dix-neuf à cent gouttes d'alcool pur, après quoi on bouche
le flacon, et ou lui impime deux accousses, donne un médicament que
l'on marque $\overline{10,0001}$. Une autre goutte de celui-ci, qu'on secoue également
deux fois dans un flacon avec quatre-vingt-dix-neuf ou cent gouttes
d'alcool pur, procure un nouveau médicament, auquel on donne pour
signe $\overline{\overline{\text{II}}}$. On continue de même pour toutes les dilutions qui doivent être
portées à des degrés supérieurs de puissance, en ne donnant chaque fois
que deux secousses au mélange.

Comme la secousse ne doit avoir lieu que par des coups modérés du bras
dont la main tient le petit flacon, ce qu'il y a de mieux à faire, c'est de
choisir des flacons dont la capacité soit telle que les cent gouttes du
médicament étendu les remplissent jusqu'au deux tiers, ni plus ni moins.
(*Exposition de la Doctrine homœopathique ou Organon de l'art de guérir* ,
par S. HAHNEMANN, accompagnée de fragments des autres ouvrages de
l'auteur et suivie d'une pharmacopée homœopathique; nouvelle traduction
par JOURDAN. — Paris , 1832. — Pag. 440 et suivantes.)

prend une goutte de cette première dilution, on la mêle à cent nouvelles gouttes d'alcool ; on agite comme précédemment, et on a la deuxième dilution. Remarquez bien que chaque goutte de la première dilution ne contient qu'un centième de la goutte du médicament employé, puisque cette goutte primitive a été mélangée à cent gouttes d'alcool pour constituer cette première dilution. On prend une goutte de la première dilution, soit un centième de la goutte primitive, que l'on mêle à cent gouttes d'alcool pour former la deuxième dilution ; chacune des gouttes de cette deuxième dilution renfermera donc seulement un centième de centième ou un dix-millième de la goutte primitive.

On commence déjà à comprendre que cette fameuse goutte, qui aurait pu avoir une action énergique si on l'eût employée tout entière, n'en aura plus qu'une très problématique lorsqu'au lieu de l'administrer à une seule personne on la divisera entre tous les individus composant une armée de dix mille hommes. Mais ce n'est rien encore. Quel est l'homœopathe qui voudrait employer la deuxième dilution? Donner en une seule fois un dix-millième de goutte d'un médicament, mais ce serait énorme, monstrueux, ce serait une dose *massive.*

On prend donc une goutte de la deuxième dilution, soit, comme nous venons de l'établir, un dix-millième de la goutte primitive, et on la mêle encore à cent gouttes d'alcool, on agite et on a la troisième dilution, de laquelle chaque goutte renferme seulement un millionième de goutte de la substance employée.

Puis on procède à la confection de la quatrième dilution, en mêlant une goutte de la troisième à cent gouttes d'alcool ; de la cinquième, en mêlant une goutte de la quatrième à cent gouttes d'alcool, et ainsi de suite. On est allé, dit-on, jusqu'à la seize millième dilution ; mais d'habitude, on se contente de la trentième ou même de la douzième, et c'est déjà bien assez pour qu'il n'y ait plus rien.

Pas n'est besoin d'être profondément versé dans la connaissance des sciences médicales pour comprendre ce que doit valoir un médicament ainsi préparé ; il suffit du bon sens le plus vulgaire pour cela. Si cependant il restait encore quelque hésitation dans l'esprit d'une personne prévenue, nous lui dirions : Prenez un tout petit flacon, faites tomber dans son intérieur une goutte d'un médicament quelconque, puis rincez-le trente fois de suite, avec cent gouttes d'eau ou d'alcool chaque fois, en l'agitant fortement et le vidant après chaque opération assez complétement pour ne laisser qu'une seule goutte de liquide dans son intérieur ; à la trentième fois, vous croirez sans doute que votre flacon est bien propre et ne renferme plus que de l'alcool parfaitement pur. — Eh bien, vous serez dans l'erreur la plus profonde. — Tous les homœopathes vous diront que vous avez, non pas de l'alcool pur, comme vous le pensez, mais la trentième dilution de la substance médicamenteuse dont vous aviez mis une goute dans le flacon. Au lieu de nettoyer ce dernier en faisant passer successivement de l'alcool dans sa cavité pendant trente fois de suite, vous n'avez fait que développer, par l'agitation et le frottement, la puissance médicamenteuse de cette goutte que vous vouliez chasser, aussi vous reste-t-il un médicament des plus actifs et des plus énergiques. — Vous ne le croirez pas sans doute. -- Tant pis pour vous, car c'est ainsi que se préparent les médicaments homœopathiques.

Quand on arrive à la trentième dilution, on a divisé la goutte du médicament employé en autant de parties qu'i. y a d'unités dans un nombre composé de soixante chiffres.

— Ce qui plaît surtout à Hahnemann dans cette préparation, c'est que les médicaments ne s'y présentent plus

dans leur état *ordinaire* ou *grossier*, et n'offrent plus aucune
des propriétés grâces auxquelles on pourrait reconnaître
leur présence : « Découverte, ajoute-il fièrement, dont j'ai
« le premier fait part au monde » (1), oubliant que cette
découverte constitue justement le plus grave reproche
adressé à ses préparations médicamenteuses ; — Car, en
vertu de l'axiome *ex nihilo nihil*, personne, excepté lui, ne
s'étonne que ses dilutions ne présentent plus aucun des caractères propres à faire reconnaître la substance primiti-
vement employée.

Veut-on savoir dans quelle quantité d'alcool devrait être
délayée une goutte de médicament pour être ramenée en
entier à la trentième dilution ? — Le calcul est bien simple ;
tout le monde peut le faire avec nous, sans recourir à l'al-
gèbre, et nous allons l'indiquer en reprenant la préparation des dilutions telle que nous l'avons déjà exposée ; après
cela nous n'aurons plus à revenir sur cette question.

Vous prenez, avons-nous dit, une goutte d'un médicament quelconque, vous la mêlez à cent gouttes d'alcool
pour constituer la première dilution.

Si vous voulez faire passer une goutte de cette première dilution à la deuxième, il vous faudra cent gouttes
d'alcool, mais si vous voulez y faire passer les cent gouttes
(qui représentent la totalité de la goutte primitive), il vous
en faudra cent fois plus ; or, cent fois cent gouttes font dix
mille gouttes ou un demi-litre environ.

Pour ramener ces dix mille gouttes ou ce demi-litre à la
troisième dilution, il nous faudra cent fois dix mille gouttes,
soit un million de gouttes, ou cent fois un demi-litre, soit
cinquante litres. Ainsi une goutte de médicament et cinquante litres d'alcool, voilà la troisième dilution.

(1) *Traité des maladies chroniques*, t. I, p. 225.

Pour faire passer ces cinquante litres à la quatrième dilution, il faut cent fois plus d'alcool. — Cent fois cinquante litres représentent cinq mille litres,

Qui, pour passer de la quatrième à la cinquième dilution, exigeront cinq cent mille litres,

Lesquels, pour être ramenés à la sixième dilution, demanderont cinquante millions de litres,

Ces cinquante millions de litres, pour passer à la septième dilution, exigeront 5,000,000,000 de litres ou cinquante millions d'hectolitres.

Une goutte d'une substance aussi énergique qu'on peut la supposer délayée dans cinquante millions d'hectolitres d'esprit de vin, et l'on ose nous dire qu'il y a quelque chose, et on veut nous faire prendre cela pour un médicament !

Cependant nous ne sommes encore qu'à la septième dilution ; à la treizième il faudrait une quantité d'alcool vingt fois plus considérable que la quantité d'eau répandue dans toutes les mers du globe. « Et quand vous au-
» riez une sphère qui, ayant la terre pour centre, serait
» capable de renfermer, en outre, la lune, le soleil et
» toutes les planètes, et que dans ce flacon, que vous rem-
» pliriez d'esprit de vin, vous délayassiez une goutte, une
» seule goutte ou un seul grain d'une substance médica-
» menteuse, vous n'auriez qu'une solution de la vingt-
» troisième dilution, et cependant vous saurez que la douce-
» amère demande vingt-quatre dilutions, et la coquille
» d'huître trente dilutions. » (*Bulletin général de thérapeutique*, t. 14, p. 125.)

Mais ce n'est pas tout, vous vous figurez peut-être qu'un médicament ainsi dilué, divisé à l'infini, peut être administré sans inconvénient ; et vous croiriez ne pas vous exposer à de grands dangers en en prenant des quantités

considérables. — Vous auriez, tort au moins d'après
Hahnemann : laissons-le parler lui-même :

« Le quinquina, dit-il, est un des plus puissants médi-
» caments végétaux... Je trouve qu'une seule goutte de
» teinture, assez étendue pour ne contenir que la quadril-
» lionième partie ($\frac{1}{1,0.0\,000,000,000,000,0.0,0C0,000}$) d'un grain (*sic*,
» est une dose souvent même trop forte, mais constamment
» suffisante pour opérer tout ce que le quinquina peut pro-
» duire en pareil cas, et qu'il est fort rare d'être obligé d'en
» faire prendre une seconde au malade pour procurer la
» guérison. » (*Organon*, p. 395.)

Mais il a trouvé un moyen très ingénieux de frac-
tionner encore ces gouttes, contenant un quadrillionième
de grain de médicament, et qui constituent une dose *sou-*
vent trop forte.

« Ce qu'il y a de mieux à faire, c'est d'employer de pe-
» tites dragées en sucre de la grosseur d'un grain de pavot
» (globules); une de ces dragées, imbibée du médicament,
» forme une dose qui *contient environ la trois-centième partie*
» *d'une goutte*, car trois cents dragées de la sorte sont suffi-
» samment imbibées par une goutte d'alcool; en mettant une
» semblable dragée sur la langue sans rien boire ensuite,
» on diminue considérablement la dose. Mais si le malade,
» étant très sensible, on éprouve le besoin d'employer la
» plus faible dose possible, et cependant d'arriver au ré-
» sultat le plus prompt, *on se contente de faire respirer le su-*
» *jet une seule fois dans un petit flacon contenant une dragée,*
» *de la grosseur d'une graine de moutarde, imbibée du liquide*
» *médicinal très étendu. — Après que le malade a flairé, on re-*
» *bouche le flacon, qui peut servir ainsi des années sans perdre*
» *sensiblement de ses vertues médicinales.* » (*Organon*, p. 323,
et *Traité des maladies chroniques*, t. 1, p. 203.)

Mais ce ne sont pas les substances actives, les médicaments énergiques, ou les poisons subtils, comme nous l'avons supposé en commençaut ; ce sont les matières les plus simples et les plus vulgaires, les plus inoffensives, celles dont on trouve partout la présence dans l'eau, dans l'air, dans les aliments, qu'à ce titre on considère comme sans action sur l'organisme, qui sont ainsi préparées par Hahnemann (1). C'est le charbon de bois, c'est la coquille d'huître, c'est le sel marin, c'est la poussière de cailloux, c'est le lycopode, cette poudre jaune excessivement fine que les nourrices emploient pour empêcher les enfants de se couper, et qui, dans la pharmacie ordinaire, est considérée comme tellement inerte, qu'elle a pour seul usage de recouvrir les pilules afin de les empêher de s'agglutiner entre elles. — Eh bien, toutes ces substances figurent au nombre des médicaments auxquels Hahnemann a le plus souvent recours, et qu'il conseille de préparer en les fractionnant, les divisant à l'infini comme nous venons de l'indiquer (2).

(1) *Voyez* Hahnemann, *Traité des Maladies chroniques*, t, 1, p. 413, t. II, p. 198, 996, 549, etc.

(2) Si les homœopathes se mettent au-dessus du bon sens, ils ne se mottent pas moins au-dessus des obligations imposées par la loi à tous les médecins. — Ainsi l'ordonnance royale du 29 octobre 1846 sur la vente des substances vénéneuses ayant force de loi, impose aux médecins certaines obligations, la suivante, par exemple, (article 5, paragraphe 2) : « Cette prescription doit être signée, datée et énoncer en toutes lettres la dose desdites substances. » Mais jamais homœopathe n'a énoncé la dose en toutes lettres. — Comment le pourrait-il ? Il objectera à cela que le médicament, tel qu'il le prescrit, n'est plus vénéneux. C'est vrai, puisque nous avons démontré qu'il n'existe plus rien dans ses dilutions, mais elles ont la prétention de renfermer des substances vénéneuses, et cela suffit aux yeux de la loi. — Les homœopathes se servent de signes conventionnels et d'abréviations dont le seul but est de rendre la prescription plus mystérieuse, plus impénétrable pour le public. — On comprend parfaitement le danger de cette licence au point de vue de la police et de la médecine légale.

III

VERTUS ATTRIBUÉES PAR LES HOMŒOPATHES AUX MÉDICAMENTS PRÉPARÉS D'APRÈS LES RÈGLES TRACÉES PAR HAHNEMANN.

Il est vrai de dire que les homœopathes aussi, et Hahnemann tout le premier, ont bien été forcés de reconnaître que la petite parcelle de médicament contenue dans la trentième dilution (s'il est possible d'admettre qu'une parcelle aussi infiniment petite puisse exister en réalité), ne devait plus avoir par elle-même aucune propriété médicinale. Aussi, supposent-ils que par le frottement répété pendant leurs dilutions successives, quand ils agitent le liquide dans le flacon, ou quand ils broient la poudre pour opérer un mélange intime, ils développent dans ce mélange des vertus nouvelles et une force médicale extrêmement énergique. C'est une hypothèse bien gratuite que rien ne justifie. Il est très vrai que par le frottement exercé entre deux corps on développe de l'électricité, de la chaleur, et même de la lumière ; mais si l'électricité, la chaleur et la lumière sont souvent des agents précieux de traitement entre les mains du médecin, ils ne constituent pas à eux trois les seules et uniques ressources qu'il ait à sa disposition. Bien des corps sont employés comme médicaments qui ne sont ni électriques, ni chauds, ni lumineux. Et, du reste, lorsque le frottement développe de la chaleur, de l'électricité ou de la lumière dans un corps, il ne le fait que d'une manière transitoire et passagère, de telle sorte que les propriétés nouvelles acquises par ces corps sous cette influence disparaissent spontanément peu de temps après que le frottement a cessé.

La science, le raisonnement, la logique et le simple bon

sens sont d'accord pour repousser le système homœopathique. Mais ne serait-il pas possible que la science et la
logique eussent tort, et que l'expérience vînt leur donner
un éclatant démenti? On ne le pensait pas ; mais néanmoins
on voulut expérimenter, d'autant plus que les homœopathes prônaient, avec une assurance inouïe, d'éclatants succès attribués par eux à leur méthode, dont ils vantaient
partout l'infaillibilité.

A ce sujet, nous aurons à démontrer plus tard que tous,
ou presque tous les médecins qui se disent homœopathes,
ne se fient pas, dans les cas graves, aux médicaments préparés d'après la méthode de Hahnemann. Mais ce n'est pas
de céla qu'il s'agit en ce moment, il faut savoir si, par le
traitement homœopathique seul, consciencieusement administré, on peut déterminer la guérison dans certains cas.
Non, dirons-nous, on ne la déterminera pas ; mais comme
on ne fait rien pour l'empêcher, pour entraver la marche
de la maladie, il pourra se faire que la guérison arrive
spontanément, naturellement, absolument comme cela aurait eu lieu si l'on n'avait rien prescrit du tout.

C'est une objection sérieuse que Hahnemann avait prévue
sans doute, car il s'efforce sans cesse de la combattre, en
contestant à la nature le pouvoir de faire à elle seule les
frais de la guérison d'une maladie, si légère qu'elle soit. Et,
comme il voit que la nature va lui donner de nombreux
démentis, il l'injurie et l'invective par avance en lui donnant les épithètes de *grossière, absurde, inintelligente* ; et
l'associe aux reproches qu'il adresse à tous les médecins
opposés à sa doctrine. « La nature inintelligente, livrée à elle-
» même, ne peut rien faire de mieux, dans les maladies
» chroniques et dans les affections aiguës qui en procèdent
» de temps en temps, que de recourir à des palliatifs pour
» sauver temporairement le sujet du danger subit qui me-

» nace ses jours...*L'allopathie n'a pu qu'imiter la nature inin-* » *telligente* dans ses efforts palliatifs, sans même produire » ce faible résultat, mais aussi sans manquer d'épuiser » beaucoup les forces. *Elle n'a donc jamais fait, comme la* » *nature, que hâter la ruine générale.* » (HAHNEMANN, *T. mal.* *chron.*, *t.* I, *p.* 217.)

En dépit de l'anathème lancé contre elle par Hahnemann, la nature est loin d'être aussi coupable qu'il veut bien le dire. Malheureusement, les efforts qu'elle tente dans un but curatif ne sont pas toujours assez puissants ou assez bien dirigés pour être salutaires et conduire à une guérison assurée. Quelquefois même, loin d'être avantageux, ils sont une cause d'aggravation formidable. Alors le médécin doit, comme de juste, se tenir toujours prêt à les combattre lorsqu'ils lui paraîtront devoir tendre plutôt à aggraver l'état du malade qu'à le soulager. Mais si, dans ces cas, il peut et doit agir d'une façon efficace et réellement utile, nous devons reconnaître que, le plus souvent, dans l'immense majorité des cas, la nature est assez puissante pour pouvoir guérir toute seule, et le médecin prudent doit alors se borner à suivre la marche de la maladie, à surveiller les efforts de la nature et à activer la guérison en agissant dans le même sens qu'eux.

Pour acquérir une conviction définitive à cet égard, il suffisait d'abandonner certains malades aux seuls efforts de la nature et de voir ce qu'il adviendrait. C'est ce qui a été tenté par les médecins les plus expérimentés de l'Europe, en prenant toutes les précautions possibles pour éviter que l'expérimentation n'eût de fâcheux résultats pour le patient. A Vienne, à Saint-Pétersbourg, à Paris, on a pu constater que toutes les maladies qui guérissaient sous l'influence d'un traitement homœopathique, guérissaient tout aussi bien, tout aussi sûrement, tout aussi promptement sans qu'on fît aucune espèce de médication. Nouvelle preuve à ajouter à celles démontrant que les médicaments homœopathiques sont nuls, ne contiennent rien et n'ont aucun effet sur les organes d'un homme sain ou malade (1).

Et on ne s'étonne plus que, dans une pharmacie homœopathique (comme cela est arrivé, dit-on, à Marseille) (2), les flacons aient été bouleversés de telle sorte que les étiquettes ne répondissent plus aux substances contenues dans chaque flacon ; puis, les médicaments administrés les uns à la place des autres, sans que ni malades ni médecins s'en soient aperçus. Ou qu'un élève en pharmacie (comme cela a eu lieu d'abord en Allemagne (3), puis à Paris), se soit amusé, à titre d'expérience ou de simple espièglerie, à donner de l'eau pure, parfaitement filtrée, à la place de tous les médicaments homœopathiques prescrits sur les nombreuses ordonnances qu'on lui présentait, et cela sans que personne, ni un malade, ni un médecin ait songé à s'en plaindre.

On nous dira peut-être : ces médicaments, auxquels vous n'accordez aucune valeur, aucune action, mais il se rencontre des personnes qui, après les avoir pris, éprouvent des symptômes bizarres, extraordinaires. Il en est même qui souffrant depuis longtemps, ayant épuisé toutes les ressources de la médecine, se sont trouvées presque immédiatement soulagées après avoir eu recours à l'homœopathie, et il est certain qu'elles ont pris, non pas des médicaments à dose ordinaire déguisés sous le nom de l'homœopathie, mais de véritables globules homœopathiques. Eh bien ! nous l'accordons ; non pas que ce soit pour

(1) Voyez les expériences relatées au chapitre iv, pag. 35 et suiv.

(2) Comme il résulte d'une pièce jointe au dossier.

(3) Voyez la relation de ce fait dans *le Bulletin général de Thérapeuitque* t. ix, p. 400.

nous une chose patente, avérée, démontrée, mais nous
pouvons bien faire cette concession aux homœopathes. Cependant, en admettant la réalité de ces effets extraordinaires, de ces soulagements inespérés, nous affirmons
qu'ils n'ont jamais pu être produits que sur des personnes
à imagination facilement impressionnable, ayant une foi
vive dans la doctrine, et attendant des résultats mystérieux
de cette médecine nouvelle. Et de plus, nous soutenons qu'on
n'a jamais pu soulager ainsi que des maladies essentiellement nerveuses, et pas d'autres ; encore n'y a-t-il qu'une
amélioration passagère lorsqu'on a affaire, non pas à une de
ces migraines que l'on guérit si radicalement avec un bijou ou
un cachemire, mais bien à une maladie réelle. Ces effets extraordinaires, surprenants, des médicaments homœopathiques, sont bien le fait de l'imagination et non pas de l'action réelle du médicament, car on ne les rencontre que si
les malades ont été instruits du genre d'expérience tentée
sur eux, et on les produit tout aussi bien avec de la mie
de pain ou toute autre substance notoirement inactive,
qu'avec les globules homœopathiques. « Il est incontestable
» que non seulement l'aggravation homœopathique, mais
» encore de véritables guérisons ont été déterminées par
» le sucre de lait, par l'eau pure. » (GRIESSELIGH. *Manuel*
» *de méd. homœopathique.*) »

« M. le docteur Seidlitz et plusieurs autres médecins
» de Saint-Pétersbourg ont fait une série d'expériences avec
» la poudre de charbon de bois (carbo-vegetabilis des ho-
» mœopathes) et d'autres corps inertes administrés ho-
» mœopathiquement. Ils ont toujours produit des accidents
» fort extraordinaires, mais qui disparaissaient d'eux-
» mêmes au bout de quelques heures. Ils en concluent
» que l'efficacité de la médecine homœopathique gît tout

» entière dans l'imagination du malade, et que, comme en
» conviennent quelques homœopathes, pour être guéri il
» faut *avoir la foi,* — *crede et salvus eris.* — La vogue de la
» théorie Hahnemannienne doit être rangée, selon M. Seid-
» litz, parmi les épidémies d'aliénation mentale. » *(Journal
des Connaissances Médico-Chirurgicales.* — T. II, p. 29, —
septembre 1834.)

M. Trousseau, qui, lui aussi, avait vu des malades se
plaindre d'éprouver des symptômes étranges après avoir
pris des globules homœopathiques, lesquels ne produisaient
rien sur des médecins, bien que ces derniers en eussent
pris d'abord, un seul par jour, puis deux, puis dix, puis
enfin quatre-vingts sans résultat aucun, eut l'idée de faire
la contre-épreuve. — Voici comment il s'y prit. — Il fit
préparer des pilules composées uniquement de farine de
froment parfaitement pure et de gomme arabique ; puis
leur donna un nom qui pût frapper l'imagination de ses
malades, et ne les leur administra qu'en prenant des précautions exagérées pour augmenter encore à leurs yeux
l'importance du remède. — Cet essai réussit parfaitement
bien, et les malades attribuèrent à ces pilules, soit des
accidents, soit des améliorations passagères, également
manifestes, mais dont elles étaient bien certainement in-
nocentes. — Cependant elles eurent autant d'action que
les plus héroïques d'entre les médicaments homœopathiques
avec lesquels elles peuvent marcher de pair. — C'est dans
le service de Récamier à l'Hôtel-Dieu que furent faites ces
curieuses expériences, dont la relation fut publiée par
M. Pigeaux sous ce titre : *Étonnantes vertus homœopathiques de la mie de pain. (Bullet. de Thérap.* t. VI, p. 128.)

Si donc les médicaments homœopathiques ont une action, cette action ne s'exerce que sur l'imagination du

malade absolument au même titre et de la même manière
que la mie de pain, décorée d'un nom scientifique et prise
de confiance, par le malade, pour un remède énergique. —
Qu'y a-t-il d'étonnant dès lors que l'homœopathie ait pour
spécialité de guérir les migraines des femmes nerveuses
et les enrouements de certains chanteurs qui ont tant de
point de contact avec les vapeurs d'une femme dont les
nerfs sont agacés. Peut-on dire pourquoi tel chanteur,
suivant qu'il se trouvera plus ou moins bien disposé, suivant que son public lui agréera plus ou moins, suivant
telle ou telle circonstance qui lui échappe à lui-même,
chante mieux, est plus en voix un jour que l'autre. —
Est-ce que sa voix n'est pas plus flexible en même temps
que plus ferme et plus étendue s'il se sent bien disposé et
s'il a confiance en son public que s'il a des craintes, s'il
tremble, s'il est inquiet? — Est-ce qu'alors sa voix peut
être raffermie par des remèdes? — un encouragement flat-
teur ou des applaudissements, en le rassurant sur les dispo-
sitions de son auditoire ne rendront-ils pas tout de suite à
sa voix son éclat habituel? — et un ami bienveillant n'est-
il pas, en semblable occurrence, plus utile qu'un médecin? L'essentiel pour l'artiste donc est d'être assuré qu'il
chantera bien, persuadez-lui cela par des paroles affec-
tueuses ou en lui administrant une potion homœopatique,
le résultat sera le même, et alors l'homœopathie pourra
s'applaudir de l'effet obtenu. — Mais que la voix de ce
chanteur soit réellement altérée par suite d'une maladie
quelconque, par suite d'une inflammation même légère du
larynx. — Oh! alors, l'homœopathe pourra administrer
tous ses globules en pure perte, il ne fera rien, absolument rien. — Demandez-le plutôt à l'un des plus spirituels
sociétaires de la Comédie-Française, M. R....., qui se
trouvant fort enroué depuis plusieurs jours, se fia aux pro-

messes de l'homœopathie et prit religieusement une potion
qui devait faire disparaître son enrouement dans la journée.
— Le soir, sa voix n'était pas plus rauque que les jours
précédents, mais elle l'était tout autant. — Demandez-
le encore à l'une de nos plus charmantes cantatrices,
Mme C... — Elle avait un léger rhume ; espérant être plus
promptement débarrassée, elle recourut aux soins d'un
homœopathe. — Au bout de trois semaines, elle n'a-
vait pas encore reparu sur la scène, mais elle congédiait
l'homœopathe en question pour rappeler son médecin ordinaire, médecin des hôpitaux, agrégé de la Faculté de
médecine, qui, au bout de très peu de jours d'un traitement fort simple, la rendit enfin aux applaudissements des
spectateurs. Informez-vous aussi auprès de madame...,
du théâtre Italien, qui, après s'être laissé persuader par les
brillantes promesses de l'homœopathie, a bien juré qu'on
ne l'y prendrait plus.

Mais les homœopathes ne sont pas hommes à se laisser
si facilement abattre ou réduire au silence, et malgré bien
des déconvenues, ils continuent à vanter les merveilles de
l'homœopathie. — Ils ne se contentent plus de guérir les
maladies les plus terribles, les plus incurables ou les plus
foudroyantes, celles qui, jusqu'à présent, sont toujours
restées au-dessus des ressources de l'art. — La guérison
est chose trop vulgaire pour eux. — Grâce à cette merveilleuse méthode de Hahnemann. « La pratique médicale,
» au lieu d'être un tâtonnement irrationnel, devient un pro-
» cédé mathématique nettement déterminé... de telle sorte
» que la terminaison fatale, arrivée par un faux traitement,
» pourrait appeler la vindicte de la loi aussi bien que
» tout homicide ! » (NEUMANN, *Beitrage zur nature und heil-
kunde.*) Remarquez bien que c'est un homœopathe qui parle
de cette façon, aussi M. Manec lui riposte-t-il fort spiri-

tuellement : « Si jamais les homœopathes s'avisent de ré-
» viser le Code pénal, tout médecin qui ne saura pas déga-
» ger l'inconnue de cette donnée, c'est-à-dire trouver la
» guérison, sera passible des cours d'assises et puni comme
» assassin. » — (*Lettres sur l'homœopathie.*)

Puisque la guérison des maladies est chose si simple, si
facile, les homœopathes ne devaient pas se contenter de
faire si peu ; ils entreprirent de les prévenir et inventèrent
les préservatifs. — C'était la plus riche, la plus admirable,
la plus magnifique idée qui se puisse découvrir.... comme
spéculation. — Imaginer de traiter les individus bien portants sous le prétexte de leur faire éviter une maladie, qui
peut les atteindre sans doute, mais qui certainement
épargnera le plus grand nombre d'entre eux ; et, s'ils ont
la chance d'être épargnés, leur persuader ensuite que c'est
grâce aux préservatifs dont ils auront fait usage !.. N'est-ce
pas une invention sublime ? — Figurez-vous , lorsque le
choléra vient fondre sur Paris comme en 1832 ou en
1849, un de ces messieurs ayant assez d'autorité pour
imposer ses préservatifs à toute la population ; il y aura
bien, comme en 1832 ou en 1849, un total de vingt mille
décès environ ; mais, sur le million d'habitants qui se trouvent à Paris, il en restera neuf cent quatre-vingt mille
de survivants ; et comme ces neuf cent quatre-vingt mille
auront fait usage du préservatif conseillé, c'est grâce à
lui qu'ils auront été sauvés. — Comment ne le croiraient-
ils pas ? les bonnes sœurs d'un couvent important de Marseille se sont bien persuadées, en 1854, que les préservatifs
à l'usage desquels les soumettait leur médecin homœopathe
ont eu seuls la puissance de les mettre à l'abri du fléau
qui ravageait la ville ! Et, cela quand d'autres établisse-
ments du même genre étaient également épargnés, quoique
confiés aux soins de médecins qui n'avaient prescrit aucun

préservatif et s'étaient bornés à recommander l'observation des règles d'une bonne hygiène.

Envisagée seulement au point de vue de la question des préservatifs, l'homœopathie serait bien forte, et c'est par là surtout qu'elle brille aux yeux des gens du monde ; car le nombre des individus atteints par une maladie épidémique et même contagieuse , est toujours de beaucoup inférieur au nombre des individus épargnés. Mais pour le médecin qui ne se laisse pas éblouir et veut y voir de plus près avant de se former une conviction, de semblables faits perdent beaucoup de leur merveilleux s'il voit les individus soumis aux préservatifs fournir proportionnellement un nombre de malades aussi grand que ceux qui n'y ont pas recours, et s'il voit surtout l'épidémie frapper autour des médecins homœopathes sur leurs plus fervents adeptes, sur leurs amis les plus intimes, et souvent même sur leurs parents les plus proches, sur celles des personnes de leur famille qui, vivant le plus habituellement en contact avec eux, peuvent être surveillées de plus près dans l'administration des remèdes préservateurs.

Et puis, vous vous vantez non seulement de guérir promptement et infailliblement tous les malades affectés de choléra, mais encore de mettre sûrement à l'abri des atteintes de ce terrible fléau ceux qui en sont menacés ; et vous croyez que l'on ne vous mettra pas à l'épreuve ! Vous espérez que les médecins les plus honorables et les plus instruits, découragés par l'inutilité de leurs efforts dans cette lutte contre un mal inconnu qui moissonne autour d'eux des victimes dans une proportion effrayante, ne viendront pas remettre entre vos mains le sort de tous ces moribonds, quand vous prétendez être sûrs de les rappeler à la vie ! Mais le médecin véritablement digne de ce nom, celui qui sent battre dans sa poitrine un cœur d'homme véritablement accessible à la compassion et à la pitié, s'empressera toujours de recourir à tous les traitements possibles, même aux plus invraisemblables (1), quand il aura bien réellement constaté l'impuissance de son art et de sa science !

IV

EXPÉRIENCES AUTHENTIQUES DÉMONTRANT L'INEFFICACITÉ ABSOLUE DE LA MÉTHODE HOMŒOPATHIQUE.

Des expériences furent donc instituées, et sans parler de celles que tout praticien, jaloux de s'éclairer sur cette question, dut faire à huis-clos dans le cercle de sa pratique personnelle ; d'autres, en grand nombre, furent entreprises publiquement et dirigées avec le plus grand soin, la plus scrupuleuse impartialité, par les hommes les plus éminents, les plus célèbres et les plus justement estimés, qui honorent notre profession autant par l'étendue de leur savoir que par l'élévation de leur caractère.

En *France*, à *Paris*, c'est M. ANDRAL, professeur de pathologie générale à la Faculté de médecine, membre de l'Institut (Académie des sciences) et de l'Académie de médecine, médecin de l'hôpital de la Charité, médecin de l'Empereur, etc., qui les institue à l'hôpital de la Pitié, dans un service public ouvert à tous les étudiants et à tous les médecins. Il divise en deux séries les cent trente ou cent quarante individus qu'il soumet à l'emploi des médicaments

(1) J'aurais, je crois, adopté quelque chose d'*aussi absurde même que l'homœopathie* si on me l'eût proposé pour sauver ces malheureuses.......... (TROUSSEAU. — *Discours* à l'Académie de médecine, séance du 23 mars 1858.).

homœopathiques. Les expériences de la première série ont
pour but de savoir si les médicaments ont la propriété de
produire sur l'homme sain des maladies semblables à celles
que ces médicaments peuvent guérir. Tous les résultats
ont été négatifs. Dans la deuxième série, il cherche à constater si les médicaments guérissent réellement. *Constamment la médication homœopathique a été* NULLE *dans ses effets*,
et il a fallu le plus souvent se hâter de recourir à la médication ordinaire pour éviter les accidents.

La relation de ces expériences après avoir été présentée
sommairement par M. Andral à l'Académie de médecine, qui
a vivement applaudi à ses paroles (séance du 17 mars 1835)
a été publiée, avec tous les détails nécessaires dans le
Bulletin général de Thérapeutique, t. VI, p. 318, par M. le
docteur *Vernois*, qui était alors son interne et qui est aujour-
d'hui médecin de l'hôpital Necker, et médecin consultant
de l'Empereur.

Broussais, que certains homœopathes ont voulu représenter comme un des partisans de leurs doctrines, fit
aussi des expériences au Val-de-Grâce, en 1833. « Il fut
» bientôt forcé de suspendre le traitement homœopathique,
» ne voulant pas laisser courir d'aussi grands dangers à ses
» malades, dont l'état ne faisait qu'empirer. » (MANEC.
Lettres sur l'homœopathie, p. 224.)

Le vénérable M. Bally, qui est peut-être aujourd'hui le
doyen d'âge des académiciens et des médecins des hôpitaux, désira aussi être édifié sur l'homœopathie, et voulut
l'expérimenter dans son service de l'Hôtel-Dieu. Afin que
ses expériences pussent être plus concluantes, il en confia
la haute direction à deux homœopathes, MM. Currie et
Léon Simon. « M. Currie traita des malades homœopathi-
» quement, pendant quatre ou cinq mois, avec des médi-
» caments qu'il avait fait venir d'Allemagne, de la même

» pharmacie où Hahnemann faisait préparer les siens. Un
» registre fut tenu par M. Currie et par M. Gross, interne
» de M. Bally. Au bout de quatre à cinq mois, M. Currie
» se retira en avertissant qu'il remettait la suite des expé-
» riences à l'année prochaine. On ne le revit plus. Je dois
» déclarer, ajoute M. Bally, que de tous les malades ainsi
» traités, PAS UN SEUL N'A GUÉRI. Deux faits font exception,
» les voici : Le premier concerne une femme affectée de
» de cancer de la matrice. Elle est sortie après trois ou
» quatre mois de traitement, se disant soulagée. Quinze
» jours après, elle est rentrée à l'hôpital pour la même af-
» fection, et elle y a succombée. L'autre observation a
» trait à une de ces affections qu'on appelle aujourd'hui
» fièvres typhoïdes : *deux hommes entrèrent presque en même
» temps dans mon service,* affectés tous les deux de symptômes
» presque absolument semblables. *M. Currie en prit un
» qu'il traita homœopatiquement, je traitai l'autre par la mé-
» thode ordinaire.* Mon malade guérit en dix-huit jours, ce-
» lui de M. Currie ne sortit qu'après trois ou quatre mois. »
(Loco citato.)

Comme M. Bally, à Paris, M. Pointe, dans son service
de l'Hôtel-Dieu de Lyon, voulut mettre ses expériences
sous la direction d'un Homœopathe, M. Gueyrard.
M. Pointe donne lui-même en ces termes le résultat de
l'expérimentation.

« M. le docteur Jaenger se plaint de ce que les méde-
» cins ne veulent point se donner la peine de vérifier les
» faits de la doctrine de Hahnemann, par l'expérience
» clinique. Ce reproche que nous adressent chaque jour
» les médecins homœopathes, est d'une inexactitude
» qui mérite d'être relevée..... Comme praticien, je crois
» que l'on peut être appelé à éclairer un public qui se
» laisse d'autant plus facilement séduire et tromper, qu'on

» lui prêche une doctrine plus merveilleuse et plus
» absurde. C'est à ce titre et en conséquence des devoirs
» que je crois avoir à remplir envers le public, que j'ai
» cru devoir l'éclairer par des expériences faites avec
» quelque publicité. — .... Je pourrais vous faire part
» des essais infructueux faits par moi ou par mes collègues ;
» mais je me contenterai de vous donner connaissance des
» expériences faites plus en grand dans nos salles de cli-
» nique, en présence de nombreux témoins et par un
» homme désireux de réussir et placé par moi dans une
» position telle qu'il lui a été impossible de s'abuser lui-
» même sur les résultats des moyens qu'il mettait en pra-
» tique.

» Dans le courant du mois d'avril 1832, je mis à la dis-
» position de M. le docteur de Gueyrard, médecin homœo-
» pathe, une salle de 30 lits. — Il fut libre d'y choisir le
» nombre des malades qui lui conviendrait et de faire
» toutes les prescriptions qu'il croirait utiles pour le plus
» grand succès de la doctrine de Hahnemann, je n'y mis
» qu'une condition : c'est que ses visites seraient faites
» tous les jours à des heures indiquées d'avance, afin que
» toutes les personnes qui voudraient y assister le pussent
» librement..... 15 malades ont été traités..... Ces expé-
» riences ont duré 17 jours et n'ont cessé que parce que
» le docteur expérimentateur s'est volontairement retiré.
» Pendant ce laps de temps, *aucun résultat avantageux, aucun*
» *amendement notable et qu'on pût attribuer à la méthode ho-*
» *mœopathique n'a été observé.* M. Gueyrard interpellé plu-
» sieurs fois à ce sujet en est lui-même convenu. Trois fois
» pendant le cours de ces expériences et de concert avec
» ce docteur qui en reconnut la nécessité, nous nous sommes
» écartés de la doctrine de Hahnemann. »

(Compte-rendu des expériences homœopathiques faites

à l'Hôtel-Dieu de Lyon, par M. Gueyrard, et communi-
quées par M. Pointe, médecin de l'Hôpital et professeur
de clinique médicale. — *Gazette Médicale* 1833, N° 69,
p. 708).

A Naples, on s'était entouré de plus de précautions encore, car le gouvernement voulait être renseigné sur la
valeur de l'homœopathie, et les expériences eurent lieu
d'après ses ordres. « En 1829, le docteur de Horatiis fut
» autorisé à traiter pendant 40 jours un certain nombre de
» malades dans une salle d'un hôpital de Naples, sous la
» direction d'une commission composée des médecins les
» plus instruits de cette ville. — Toutes les précautions
» nécessaires pour éviter les sujets d'erreurs furent prises
» avec un soin minutieux. C'est ainsi que les médicaments,
» préparés par le médecin homœopathe sous les yeux de
» la commission, furent renfermés dans une boîte à double
» clef, dont une resta à la garde des commissaires, et
» l'autre à celle du docteur de Horatiis. Un factionnaire
» fut placé à la porte de la salle avec ordre de ne laisser
» entrer le docteur de Horatiis qu'avec les commissaires,
» et réciproquement. M. de Horatiis administra les médi-
» caments en présence des commissaires. *Le résultat des*
» *expériences fut complétement nul;* ou les maladies s'aggra-
» vaient ou elles restaient stationnaires. Jamais elles ne
» furent avantageusement modifiées par le traitement. »
(MANEC *loc. cit.*)

Si l'on rapproche de ces expériences toutes concluantes,
toutes décisives, toutes conduites avec la plus grande impartialité, les défis souvent portés aux homœopathes, et
toujours éludés par eux (1), de démontrer l'action de leurs

---

(1) On se rappelle les fragments cités plus haut de la lettre de M. Jeannel
au docteur comte de Bonneval. — Et M. Léon Simon qui a écrit : « C'EST
» UN FAIT; on ne discute pas avec les faits. Que les ennemis de l'homœo-

médicaments sur les personnes saines, en reconnaissant d'après leur action ceux qu'ils auront pris eux-mêmes ou en produisant sur d'autres personnes des effets prédits d'avance, on sera bien et dûment convaincu que l'homœopathie a été assez essayée, expérimentée, étudiée, et qu'elle est assez connue de tous les médecins sérieux, pour pouvoir être jugée en dernier ressort.

Cependant, une nouvelle occasion se présenta d'expérimenter la méthode homœopathique dans des circonstances dans lesquelles elle n'avait pu être encore appliquée. — Ce fut à propos du choléra qui fit tant de ravages en France en 1849 et en 1854. — Cette fois encore les homœopathes furent mis en demeure de reproduire publiquement, dans de grands hôpitaux, les succès brillants qu'ils prétendaient avoir dans leur clientèle privée, et comme toujours ils échouèrent complétement.

Des tentatives furent faites à Paris, en 1849, à la Salpêtrière, dans le service de M. Nathalis Guillot, professeur à la Faculté de médecine. On en trouve la relation dans la lettre suivante, adressée par ce savant professeur à M. le docteur Manec, de Monpezat :

« Paris, 4 mai 1856.

» Monsieur et très honoré confrère,

» J'ai reçu le livre que vous m'avez fait l'honneur de

» pathie expérimentent sur eux-mêmes et ils seront convaincus ; » n'a-t-il pas reculé devant l'épreuve que lui proposait M. le docteur Marmorat, — Il s'agissait de reconnaître, d'après leurs effets, les médicaments homœopathiques qui lui seraient administrés sans qu'il en connût la nature. — Il accepta d'abord, mais le lendemain il ne voulut plus expérimenter que sur des substances dont on lui aurait dit le nom à l'avance. — Et, ce qu'il n'a pas voulu faire nul homœpathe n'osera le tenter, nous les en défions tous à nouveau.

» m'adresser; je vous en remercie surtout après l'avoir
» lu ; puisse cette œuvre, utile et intéressante à connaître,
» servir à la destruction d'un... (1).

» Vous me demandez ce qui s'est passé en 49 à la Sal-
» pêtrière; ma mémoire me rappelle assez les détails que
» je vais vous rapporter pour en certifier l'exactitude. —
» Le contrôle n'a d'ailleurs pas manqué à ces détails déjà
» loin de moi; mes collègues en ont été les témoins.

» En 49, on publiait merveille des succès obtenus à
» l'hôpital Sainte-Marguerite sur des cholériques à l'aide
» des médicaments homœopathiques. J'étais médecin de la
» Salpêtrière et fort embarrassé au milieu d'une cruelle
» épidémie. Mes confrères et moi étions loin de réussir.

» Lorsque j'appris les succès *annoncés* si hautement dans
» les feuilles publiques, je priai M. Davenne, directeur-
» général de l'assistance publique, de m'autoriser à confier
» mes malades à M. Teissier. — Je fus trouver celui-ci,
» et, sur l'assurance verbale qu'il me donna de ses réus-
» sites, je le conduisis dans mes salles.

» M. Teissier prit immédiatement *tels malades qu'il lui*
» *convint de déterminer, après mon opinion émise, et il les traita*
» *à sa guise.*

» Je vis les malades avec lui, fort surpris de ne recon-
» naître aucune méthode déterminée dans de semblables
» traitements. Tantôt c'était la *noix vomique*, tantôt le
» *charbon*, tantôt la *craie*; que sais-je? tous les médicaments
» ou les substances qu'on désignait comme tels furent
» multipliés sur les mêmes individus et changés dans les
» trois visites que nous faisions chaque jour aux malades.

» En dernier résultat, sans aller plus loin dans tous ces
» détails de traitement qui ne m'ont pas paru le moins du

(1) Nous supprimons les trop vertes expressions employées par le savant
professeur.

» monde sérieux, TOUS LES MALADES que *M. Teissier* avait
» choisis SONT MORTS et très rapidement. Ils étaient au
» nombre de huit.

» J'en eus assez de ces tentatives et je crois que
» M. Teissier partagea mon opinion. — Je ne sache pas
» que depuis cette époque il ait été tenté de parler de ses
» succès en pareille matière.

» Certes, je ne pense en aucune manière qu'il ait été,
» par un traitement homœopathique, nuisible aux malades
» que je lui confiais ; la cruauté de l'épidémie était grande
» et nos ressources faibles. — Mais l'homœopathie s'était
» vantée outre mesure, elle exagérait ; elle échoua.

» Veuillez, etc.

» *Signé :* Nathalis GUILLOT. »

(Le Papillon, journal d'Agen, n° du 18 mai 1856.)

Des expériences semblables eurent lieu à Marseille.
Elles furent provoquées par l'administration municipale
elle-même. M. le maire de cette ville en rend compte de la
manière suivante dans une lettre officielle, adressée par lui
à la Société impériale de médecine de Marseille et publiée
dans le *Bulletin* des travaux de cette Société.

» Marseille, le 30 octobre 1855.

» Monsieur le Président,

» ...... J'ai l'honneur de vous communiquer le résultat
» des expérimentations faites à l'Hôtel-Dieu au sujet du
» traitement des malades cholériques par le système ho-
» mœopathique.

» Le 31 août j'écrivis à ce sujet à M. Chargé....

» Le 1ᵉʳ septembre, dans la matinée, M. Chargé me fit

» connaître qu'il se mettait à ma disposition, et je l'ac-
» compagnai à l'Hôtel-Dieu où je le mis en rapport avec
» la commission administrative.

» Cette commission lui confia le service de deux salles
» pour le traitement des cholériques par la méthode ho-
» mœopathique.

» Ces salles furent acceptées par M. Chargé.

» Il fut ensuite question du mode d'admission des ma-
» lades.

» Je proposai d'envoyer alternativement un malade dans
» le service des médecins homœopathes, et un dans celui
» des médecins ordinaires de l'établissement.

» *M. Chargé ayant exprimé le désir qu'il y eût un jour d'ad-*
» *mission pour les uns et un jour pour les autres,* le service fut
» établi dans ces conditions, de telle sorte qu'à partir du
» jour même, 1ᵉʳ septembre à six heures du soir, les ma-
» lades qui entraient dans le service des médecins allopa-
» thes furent distingués de ceux qui y étaient entrés anté-
» rieurement, afin de servir à la comparaison des résultats
» obtenus par chaque système de traitement.

» *M. Chargé désigna* LUI-MÊME *l'élève de l'Hôtel-Dieu qui*
» *serait spécialement attaché à son service.*

» Il demanda que les membres du corps médical de l'Hô-
» tel-Dieu ne pussent être admis dans les deux salles en
» dehors des heures de ses visites. ... Cela lui fut accordé.
» Il ne fut fait d'exception à cette mesure qu'en faveur du
» premier chef interne de l'Hôpital, M. Rampal. ...

» Les choses ainsi établies, M. Chargé commença ses
» visites à l'Hôtel-Dieu le 3 septembre à six heures du
» matin. — Le lendemain, le nombre des malades admis
» dans ses salles devenant assez considérable, il jugea né-
» cessaire d'organiser son service de telle manière que des

» soins fussent donnés le plus promptement possible aux
» malades qui lui seraient confiés.

» *Trois de ses collègues docteurs en médecine, MM. Jollier,*
» *Rampal et Gillet, se mirent à sa disposition, ainsi que M. Couil-*
» *lier* son élève particulier, et divers jeunes gens pris parmi
» ses plus fervents adeptes.

» Mais dès le 7 septembre, après avoir reçu 26 malades,
» M. Chargé éleva de nombreuses plaintes.....

» Le samedi 8 septembre, il me fit connaître sa déter-
» mination, et dès ce moment les salles de l'homœopathie
» ne reçurent plus de malades.

» PENDANT CES HUIT JOURS D'EXPÉRIMENTATION, 26 MAL ADES
» Y AVAIENT ÉTÉ INTRODUITS, IL EN EST MORT 21.

» Pendant ce même temps les salles des médecins allo-
» pathes ont reçu 25 malades cholériques, sur lesquels
» 14 ont succombé ...

» Le Maire de Marseille

» *Signé* : HONNORAT. »

M. Chargé a bien voulu essayer d'argumenter contre les
résultats déplorables de cette expérimentation, mais il a eu
si peu de succès qu'il a dû depuis cette catastrophe abandonner Marseille. Les journaux homœopathiques eux-
mêmes ont dû constater sa défaite et repousser ses
excuses (1).

Est-il possible, en effet, de désirer quelque chose de plus
concluant ? N'avons-nous pas en même temps l'épreuve et
la contre-épreuve ? Un nombre égal de malades traités en
même temps dans le même hôpital, par l'homœopathie et
par la méthode ordinaire.

Sur 26 confiés aux homœopathes, 21 sont morts, sur

(1) Voir l'*Art médical* (Octobre et novembre 1857.)

25 traités par les médecins 14 seulement sont enlevés. — Et cependant l'homœopathie vante ses succès et les fait proclamer par les cent bouches de la renommée, tandis que les médecins consciencieux reconnaissent que c'est là une de ces maladies contre lesquelles leurs efforts sont bien insuffisants, car elle est le plus souvent au-dessus des ressources de l'art.

Qu'est-ce donc que l'homœopathie?... Il ne nous appartient pas de le dire ici ; mais nous ne doutons pas que la véritable qualification, la seule qui convienne, ne soit sur les lèvres de toutes les personnes qui ont bien voulu prendre la peine de lire les faits que nous venons d'exposer.

Et cependant nous n'avons exposé jusqu'ici qu'une partie de la doctrine, le traitement envisagé d'une manière générale. Que serait-ce si nous la montrions allant chercher l'origine de presque toutes les maladies, principalement des affections chroniques dans un *miasme* qui n'existe pas, celui de la *gale?* — Il est en effet démontré que la gale est produite exclusivement par la présence d'un insecte microscopique qui vit et se développe dans l'épaisseur de la peau. Cette maladie ne peut donc être répercutée sur les organes internes pour produire le cancer, la phthisie, etc., comme le croit Hahnemann (1). Nous pourrions, comme tant d'autres l'ont fait, nous donner le facile plaisir de le tourner en ridicule à l'occasion de toutes les idées fausses qu'il a émises à ce sujet, mais nous nous en abstenons par respect pour les magistrats auxquels nous avons l'honneur de nous adresser.

(1) Voy. *Organon*, p. 183, 204, 242, 267, etc., et *Traité des maladies chroniques* (passim).

V

OPINION DES CORPS CONSTITUÉS ET DES SAVANTS DE TOUS LES PAYS SUR L'HOMŒOPATHIE.

Il nous resterait à faire connaître l'appréciation de toutes les autorités scientifiques, de tous les hommes les plus recommandables dans la médecine, de ceux qui sont le plus haut placés dans l'opinion publique. — Nous verrions que tous ceux qui ont eu occasion de s'occuper de ce sujet flagellent en termes énergiques la pratique de l'homœopathie. — Comment en serait-il autrement, quand les démonstrations de la logique et celles de l'expérience s'accordent pour rendre évidentes toutes les faussetés de ce système. — Ces citations seraient instructives et feraient ressortir la modération extrême de notre article ; mais nous ne nous les permettrons pas. Nous nous contenterons d'indiquer les sources aux personnes curieuses d'approfondir la question et de savoir dans quels termes est jugée l'homœopathie par tous les hommes les plus éminents (1). Quant à notre procès et à

(1) *Voyez* : Le compte-rendu de la discussion académique au dossier ; et dans les *Archives générales de médecine* (année 1835).

REQUIN, professeur de pathologie interne à la Faculté de Paris, membre de l'Académie de médecine, médecin de l'Hôtel-Dieu, etc., art. Hœmœopathie, dans le *Dictionnaire des Dictionnaires de médecine*.

TROUSSEAU et PIDOUX. — *Traité de Thérapeutique et de matière médicale* (Introduction).

JEANNEL, professeur à l'École de médecine de Bordeaux (*Réponse à* M. le comte de Bonneval, médecin homœopathe).

PIOGEY, ancien interne des hôpitaux de Paris (*Du charlatanisme médical*).

CRUCHET, de Marseille (*L'Homœopathie et le choléra de* 1854, à Marseille).

MANEC de Montpezat (*Lettres sur l'homœopathie.*).

nos juges, nous réservons pour la défense des droits que nous ne voulons pas revendiquer ici pour la publicité.

Ici, nous nous contenterons d'enregistrer l'arrêt émané du corps scientifique le plus considérable et le plus célèbre, non seulement de Paris, mais de toute la France, de l'Europe et du monde entier, — de l'Académie impériale de médecine, cet aréopage de savants, le premier corps officiel de notre profession, celui que le gouvernement a institué pour le consulter et s'éclairer de ses lumières sur toutes les questions qui se rattachent à la science ou à la pratique de l'art en médecine.

C'est en 1835 qu'elle eut, pour la première fois, l'occasion de se prononcer sur l'homœopathie, et depuis, loin de se démentir, elle n'a fait, dans plusieurs circonstances, que confirmer les termes de son premier jugement. — Une société homœopathique désirait être autorisée à fonder des dispensaires et un hôpital spéciaux; l'Académie de médecine fut consultée par le ministre à ce sujet.

Elle répondit :

» Chez nous comme ailleurs, l'homœopathie a été sou-
» mise en premier lieu aux rigoureuses méthodes de la lo-

GOLFIN, professeur de thérapeutique à la Faculté de Montpellier (*Études thérapeutiques* sur la pharmacodynamie).

ORFILA, l'habile toxicologiste, qui fut doyen de la Faculté de Paris (*Bulletin général de thérapeutique*, t, xv, p. 392),

SOUBEIRAN , professeur de pharmacie à la Faculté de médecine de Paris. (*Traité de pharmacie,* 4ᵉ édition ; préface, p. 7).

Voyez aussi presque tous les journaux de médecine, notamment :

Le Bulletin général de thérapeutique, t. v, p. 293 ; t. vi, p. 5, 14, 101, 128 ; t. viii, p. 64, 329 ; t. xi, p. 392 ; t. xiv, p. 125 ; t. xv, p. 392 ; t, xii, p. 135, 326 ; t. 48.

La Gazette médicale (1833, etc.) ; *les Archives de médecine ; la Gazette des hôpitaux ; le Journal des connaissances médico-chirurgicales (passim).*

La Gazette hebdomadaire, t. iii, année 1356, etc., etc., etc.

» gique, et tout d'abord, la logique a signalé dans ce sys-
» tème *une foule de ces oppositions formelles avec les vérités les*
» *mieux établies, un grand nombre de ces contradictions cho-*
» *quantes,* beaucoup de ces absurdités palpables qui rui-
» nent inévitablement tous les *faux systèmes* aux yeux des
» hommes éclairés, mais qui ne sont pas toujours un obs-
» tacle suffisant à la crédulité de la multitude.

» Chez nous comme ailleurs, *l'homœopathie a subi aussi*
» *l'épreuve des faits ; elle a passé au creuset de l'expérience,* et
» chez nous comme ailleurs, l'observation fidèlement in-
» terrogée, a fourni les réponses les plus catégoriques, les
» plus sévères ; car si l'on préconise quelques exemples de
» guérison pendant les traitements homœopathiques, on
» sait de reste que les préoccupations d'une imagination
» facile, d'une part, et d'autre part les forces médicatrices
» de l'organisme en revendiquent à juste titre le succès.
» Par contre, *l'observation a constaté les dangers mortels de pa-*
» *reils procédés,* dans les cas fréquents et graves de notre
» art où le médecin peut faire autant de mal et causer non
» moins de dommage, en n'agissant point du tout, qu'en
» agissant à contre-temps. *La raison et l'expérience sont donc*
» *réunies pour repousser de toutes les forces de l'intelligence un*
» *pareil système.* »

Cette réponse a été adoptée à l'unanimité, quant au
sens, et à l'unanimité moins deux voix quant au texte par
l'Académie, à la suite d'une discussion qui a duré plusieurs séances et que nous n'osons reproduire, mais dont
le tribunal trouvera dans le dossier le procès-verbal officiel.

Plus récemment, le rédacteur en chef d'une revue homœopathique crut devoir offrir à l'Académie de médecine
un exemplaire de son journal. Par un vote sans précédent,
l'hommage fut refusé.

Peu de temps après l'apparition de notre feuilleton, et quand on commençait déjà à s'occuper un peu, dans le public, du procès et des ennuis d'un autre genre qu'il nous avait attirés, les jeunes étudiants en médecine, auxquels s'étaient mêlés un grand nombre de praticiens, se pressaient sur les bancs du grand amphithéâtre de la Faculté pour applaudir aux paroles d'un jeune professeur agrégé, qui, dans un cours officiel, leur disait :

« Puisque vous le désirez, je vais consacrer une
» leçon à vous parler d'Hahnemann et de sa doctrine ; je
» vous en parlerai sans passion ; mais ne vous attendez
» pas à ce que je vous en parle avec respect, car il ne le
» mérite pas.

» Hahnemann prétend guérir radicalement ; malheureu-
» sement, il n'est pas le seul à avoir de semblables préten-
» tions ; d'autres en disent autant d'une façon blâmable.
» Vous le voyez par ces petits écrits que disséminent cer-
» taines gens d'une honnêteté douteuse. Ils procèdent de
» la même façon ; ils disent aussi : « Ma méthode ne di-
» minue pas seulement les maladies, elle guérit radicale-
» ment. Voilà ce que disent ces médecins de bas étage. »

» L'école d'Hahnemann s'adresse plutôt aux gens du
» monde qu'aux médecins, et c'est là ce qui a contribué à
» son succès auprès des premiers....

» Ce système thérapeutique renferme de telles énormi-
» tés, qu'il est impossible de le lire de sang-froid.

» Quand on a parcouru ce formulaire, cette longue no-
» menclature, en vérité, le courage vous manque, et l'on
» se demande s'il n'y a pas eu aberration d'esprit de la
» part de l'homme qui l'a inventé.

» Hahnemann a différé de Mesmer et de Cagliostro, en
» ce que ces derniers avaient eux-mêmes foi dans les er-
» reurs qu'ils accréditaient, tandis que Hahnemann a

» cherché à tromper tout le monde, sans avoir l'excuse de
» s'être trompé lui-même. » (*Leçon* de M. LASÈGUE *sténo-graphiée.*)

VI

NOTRE ARTICLE.

Voilà ce que pensent de l'homœopathie les organes éminents et officiels de la science, la Faculté et l'Académie.
Qu'il nous soit permis de placer notre article du 24 octobre 1857 en regard et comme sous la protection de ces
arrêts.

FEUILLETON.

DE L'HOMOEOPATHIE ET PARTICULIÈREMENT DE L'ACTION DES DOSES INFINITÉSIMALES,

Par le docteur A. MAGNAN. — Paris, J.-B. Baillière et fils, et Dentu.

LETTRES SUR L'HOMOEOPATHIE
OU RÉFUTATION COMPLÈTE DE CETTE MÉTHODE CURATIVE ;

Par P.-A. MANEC jeune. — Paris, Victor Masson.

Tout ce qu'il y avait à dire au sujet de l'homœopathie a
depuis longtemps déjà été dit et parfaitement dit, par des
voix plus autorisées que la nôtre. Il n'entre pas dans notre
intention de ranimer le débat sur cette question, que nous
regardons comme bien et dûment jugée, car si nous
comprenons que la doctrine de Hahnemann ait pu être,
comme elle l'a été, discutée et même expérimentée au moment de son apparition, il nous semble difficile d'admettre
qu'elle puisse encore aujourd'hui être adoptée et mise, de
bonne foi, en pratique par des médecins sérieux et ins-

truits. Telle est la seule et véritable raison qui nous empêche de nous occuper des élucubrations de MM. les homœopathes. Si nous nous décidons à nous départir de cette réserve habituelle en faveur du livre de M. Magnan, c'est que, par exception, nous croyons avoir trouvé dans l'auteur un homme sérieusement convaincu, et susceptible par conséquent de reconnaître qu'il a pu s'égarer, si on lui démontre son erreur. Je ne pense pas que M. Magnan soit notre ancien collègue d'internat, et j'ignore s'il y a ou non communauté de doctrine entre les deux homonymes ; mais je dois dire que cette similitude de nom est la principale, sinon la seule cause qui, après avoir d'abord attiré mon attention sur cette brochure, m'ait ensuite décidé à en parler ici. Je ne veux pourtant pas consacrer à cette critique plus d'importance que le sujet ne le mérite ; et loin d'essayer de reprendre à nouveau la discussion sur les doctrines homœopathiques, je me bornerai à bien préciser pourquoi cette discussion ne peut plus être ravivée.

M. Magnan se trompe lorsque, dans sa préface, il entrevoit « le commencement d'un débat calme, sérieux et digne » de la science. » Ce débat a eu lieu ; il est clos, et il n'appartient à personne, pas même à des hommes jeunes, honnêtes, et ardemment convaincus, comme il paraît l'être, de le ranimer jamais. On ne peut, en effet, opposer que le silence et le dédain à ceux qui, battus sur les hauteurs où s'agitent les discussions scientifiques, essaient maintenant d'engager une misérable lutte sur le terrain fangeux de la pratique industrielle et de l'exploitation.

L'homœopathie n'est plus une doctrine, encore bien moins une science. C'est un commerce exercé par quelques-uns, au détriment de la science et de l'humanité ; et s'il est une époque où l'on a pu « appliquer la méthode de Hahnemann » sans être un ignorant abject, un pauvre illuminé ou un

» misérable charlatan, » ce n'est certainement pas à l'époque actuelle. Il faut bien le dire à M. Magnan, puisqu'il l'ignore ; les plus ardents promoteurs de la doctrine ont le bon esprit de l'abandonner dans la pratique. Chaque fois qu'ils se trouvent en présence d'une maladie grave, il saignent, ils purgent, ils donnent des doses massives, absolument comme si Hahnemann n'eût jamais existé ; mais ils crient par-dessus les toits qu'ils font de l'homœopathie. On a vu dernièrement un des plus en renom appelé près d'une dame du grand monde, qui, vers la fin d'une maladie incurable, était affectée d'anasarque et d'ascite, lui administrer journellement *cinquante centigrammes de calomel*, et déterminer ainsi une diarrhée colliquative, grâce à laquelle l'hydropisie diminua momentanément, mais l'issue fatale fut très certainement hâtée ; ce qui n'empêcha pas l'entourage de la patiente d'être trompé par cette supercherie, et de proclamer dans tous les salons de Paris *les heureux effets du traitement homœopathique.* Je cite ce fait entre mille, et parce qu'il a eu un certain retentissement. D'autres fois, si l'homœopathe exerce dans un service hospitalier, on le voit (comme je l'ai vu moi-même dans mes voyages) se ménager de petites statistiques favorables en n'admettant pas dans ses salles les sujets atteints de maladies graves, en n'y laissant pas séjourner les tuberculeux ou les cancéreux, et en les mettant à la porte non pas seulement la veille de leur mort, mais quelquefois le jour même. On comprendra que je ne veuille nommer personne ni préciser davantage, mais ces faits sont de notoriété publique parmi les médecins ou élèves fréquentant les hôpitaux de la ville d'Europe dans laquelle ils se passent. Qui donc maintenant voudrait prendre au sérieux les travaux publiés par des hommes capables de tels actes et se donner la peine, je ne dirai pas même de les discuter, mais seulement de les lire ? — Ces travaux,

du reste, ne sont pas d'habitude écrits pour les médecins :
ils sont rédigés avec l'intention de capter la bonne foi des
gens du monde ; ils mentent comme tous les prospectus.

Cette habitude de s'adresser aux gens du monde plutôt
qu'aux médecins est du reste tellement inhérente à la doctrine, que nous voyons tous les livres homœopathiques être
écrits dans ce but, sans en excepter même celui que nous
analysons, car il se vend au Palais-Royal, chez Dentu, édi-
teur de nouveautés. Nous n'aimons pas cette manière de
faire, et nous devions la signaler, quoique rien de ce qui
précéde ne s'applique personnellement à M. Magnan, dont
nous n'avons aucune raison de suspecter la loyauté. Bien
au contraire, nous trouvons dans sa brochure des pas-
sages qui trahissent chez lui une louable préoccupation de
ce qu'il croit être utile à la science et à l'humanité. Ainsi,
il n'admet pas ces compromis monstrueux que nous venons
de signaler, et il reconnaît que » la doctrine nouvelle pré-
» tendant être complète, n'admet rien en partage et veut
» être victorieuse ou terrassée. » Seulement il la regarde
comme victorieuse, tandis qu'il nous serait facile de démontrer qu'elle est non pas terrassée, le mot serait trop
prétentieux, mais avortée. Cette démonstration, on la trouvera tout entière dans les *Lettres* de M. Manec, qui constituent un excellent volume dont nous aurons occasion de
parler lorsque nous aurons exposé brièvement les idées de
M. Magnan. Nous ne nous occuperons pas des considéra-
tions inutiles ou complétement étrangères au sujet, qui
abondent dans cette petite brochure de 150 pages environ, sur laquelle nous nous arrêtons d'abord, et nous aurons soin d'en dégager ce qui a rapport exclusivement aux
deux bases de l'homœopathie : 1° Le précepte *Similia, similibus curantur* ; 2° l'action des doses infinitésimales.

Le petit chant de triomphe que M. Magnan a, en com-

mençant, entonné au profit de l'Homœopathie, devait être
suivi du récit des luttes et des combats qu'elle a dû soutenir, et personne ne s'étonnera d'apprendre que Galilée,
Newton, Harvey, Jenner, Christophe Colomb, ne sont rien
auprès de Hahnemann et de ses adeptes. Il en est de
même pour tous les novateurs, et nous avons vu, il y a
quelques années, un assez grand nombre de réformateurs
se comparer ni plus ni moins qu'à Jésus-Christ. Mais si
nous ne nous étonnons pas de cette apothéose, nous
sommes assez surpris d'apprendre que tous les jours, la
médecine, LA VRAIE MÉDECINE, celle que M. Magnan appelle l'*Allopathie*, emprunte ses formules à l'Homœopathie ;
c'est absolument comme si l'on accusait le Christ d'avoir
copié Mahomet, parce que les mêmes préceptes se ren-
contrent quelquefois dans l'Evangile et dans le Coran. Que
M. Magnan veuille donc réfléchir un peu, et qu'il relise
l'introduction au *Traité de thérapeutique* de MM. Trousseau
et Pidoux. Lui qui se plaint de n'avoir trouvé nulle part
» une appréciation sévère, mais juste, » des doctrines homœopathiques ; il pourra la rencontrer dans cette histoire
philosophique de toute la médecine, où chacun des sys-
témes qui se sont produits depuis Hippocrate est apprécié en très bons termes et de la façon la plus impartiale.
Il y verra, à propos de l'homœopathie, que : «Tout a sa
» raison d'être, même les plus incroyables rêveries. De
» celles-ci se dégage une vérité thérapeutique déjà connue
» des galénistes, rajeunie par Paracelse, exaltée par Van-
» Helmont ; c'est que, pour être spécifique ou direct, un
» médicament doit agir là où agit la maladie. Mais de
» quelque manière qu'il le fasse, soit qu'il y détermine des
» symptômes d'apparence semblable, sait qu'il y détermine
» des symptômes d'apparence dissemblable dans l'un et
» l'autre cas, il sagit selon le principe *contraria contrariis,*

» c'est-à-dire que ses effets étant incompatibles avec ceux de
» la maladie, ils s'excluent et se neutralisent, de même qu'on
» voit deux affections , deux diathèses s'exclure générale-
» ment, et être, comme on dit, antagonistes. *L'homœopa-*
» *thie a donc fait ici deux choses ; elle a d'abord rappelé une vé-*
» *rité ancienne ; mais voulant y mettre du sien, elle n'a su inno-*
» *ver qu'une erreur.* » (Trousseau et Pidoux , 4ᵉ édit.,
p. LXXVI.)

Cette erreur, c'est la dose infinitésimale, car elle dé-
coule naturellement, forcément du précepte *similia simili-*
bus. Et c'est, quoi qu'en veuille dire M. Magnan, dans
l'emploi des médicaments à de semblables doses, que gît
maintenant toute l'homœopathie. On ne saurait, en effet,
prendre plus longtemps au sérieux la recherche des spécifiques telle qu'elle a été entreprise par Hahnemann, d'a-
près le fait mal observé et surtout mal interprété de l'action du quinquina sur l'homme sain. L'excitation fébrile
que détermine ce médicament ne diffère en rien de celle
occasionnée par tous les toniques, par tous les stimulants
surtout, tels que le thé, le café, les vins généreux, qui
pourtant ne guérissent pas la fièvre intermittente. Pourquoi donc le quinquina et les autres rares médicaments
spécifiques auraient-ils la propriété de guérir certaines
maladies bien déterminées? Pourquoi?... Vous croyez le
savoir, vous, homœopathes; nous, médecins, nous l'igno-
rons, et nous avouons humblement notre ignorance ; nous
nous bornons à constater ces propriétés quand le hasard
nous les révèle, quand l'expérimentation nous les démontre ; et nous n'allons pas plus loin. Quant aux homœopathes, s'ils prétendent avoir contre chaque maladie
un spcfiéique à l'aide du bleuils la guérissent sûrement, il
faut que nouveaux Prométhées, ils aient su dérober le feu
du ciel. Soyons donc plus modestes, et rappelons-nous que

la seule prétention du médecin doit être de » guérir quelquefois, soulager souvent, consoler toujours. » C'est surtout en face de ces maladies terribles, comme le choléra,
le croup, la fièvre typhoïde, etc., que nous sentons combien est grande notre impuissance à lutter contre cette loi
de la douleur et de la mort imposée par la Divinité à tout
ce qui vit dans la nature. Non, mille fois non, nous ne pré-
tendons pas guérir toujours ; mais nous demandons plus
que des affirmations à ceux qui osent se dire plus heureux
ou plus habiles. Il nous faut des preuves nombreuses,
palpables, convaincantes, irrécusables, et nous sommes
surpris de voir M. Magnan renouveler de si singulières fa-
firmations, surtout à propos du choléra, quand une
épreuve publique et solennelle, tentée à Marseille, a
prouvé jusqu'à l'évidence combien sont vaines les préten-
tions de ses co-sectaires.

» C'est, du reste, parce qu'ils ont compris combien est
pernicieux le précepte *similia similibus curantur* et après en
avoir éprouvé les funestes effets, que les homœopathes ont
eu recours aux doses infiniment petites. Cette vérité se
trouve, en effet, parfaitement exposée par M. Magnan lui-
même, et je ne puis mieux faire que lui laisser la parole :
« Les aggravations dont il (Hahnemann) fut souvent té-
» moin, l'obligèrent à descendre à de petites doses telles
» qu'une goutte, une demi-goutte, et même un quart de.
» goutte de teinture.... Mais, dans certains cas, ces doses
» déjà minimes ayant semblé encore trop fortes, il fallut
» atténuer davantage. » (P. 87.) — On voit qu'il en vint
ainsi jusqu'à ne plus rien administrer du tout et à s'en rapporter à la nature médicatrice du soin de sauver ses malades. C'est encore ce que nous avoue M. Magnan : « Dans
» certains cas les maladies guérissent spontanément, c'est-
» à dire sans l'intervention de l'art et *par les seules ressources*

» *de la nature.* J'ai peine à comprendre comment, placé à
» ce point de vue, Hahnemann a pu concevoir que la gué-
» rison artificielle (par les secours de l'art) se faisait par
» une autre voie que la guérison naturelle, et qu'il ait pu
» imaginer, pour expliquer le phénomène, qu'il y avait
» substitution d'une maladie artificielle plus forte à une
» maladie naturelle plus faible.... (P. 71.) Bien que les
» médicaments homœopathiques possèdent *virtuellement* la
» propriété de produire des phénomènes analogues à ceux
» qu'on veut guérir, *la dose* que l'on emploie, quoique agis-
» sant sur des organes malades, c'est-à-dire sur des fibres
» vivantes, dont la sensibilité est considérablement accrue,
» *est certainement trop minime pour produire de toutes pièces*
» *un véritable état morbide artificiel.»* (P. 72.)

» Croirait-on, après cela, que M. Magnan consacre plu
sieurs chapitres et un grand nombre de pages à nous démontrer *la possibilité* de l'efficacité des doses homœpathiques
ou infinitésimales ? Il est vrai que pour cela, il prend plusieurs points de départ, sinon faux au moins parfaitement
contestables ; d'abord la divisibilité de la matière à l'infini,
puis comme exemples de cette divisibilité et de l'action
des substances les plus ténues, les principes odorants, la
lumière, l'électricité, enfin les ferments et les virus, voire
même les émotions morales. Il n'espère pas que nous le
suivions dans ces divagations extra-scientifiques, et nous
nous contenterons de répondre à cet argument, en apparence spécieux, qui consiste à dire : un corps dissous dans
un liquide y est divisé en particules excessivement ténues,
et ce corps ainsi dissous agit bien plus efficacement sur
l'économie que s'il était administré à l'état solide : *Corpora*
non agunt nisi soluta. Accordons qu'un corps dissous soit
divisé dans le liquide, comment me prouverez-vous qu'il
se trouve réduit à l'état de particules plus petites dans une

solution étendue que dans une solution concentrée? Puis
si ce corps a besoin d'être dissous pour être absorbé, où
avez-vous vu qu'une dose de solution étendue me produira
plus d'effet que la même dose de solution concentrée dans
laquelle j'aurai fait entrer, dix, quinze, cent fois plus de la
substance en question ? Et ce ne sont pas des doses semblables que vous administrez dans vos formules homœopathiques, dont vous affirmez fort souvent l'efficacité, tandis
que vous ne le démontrez nulle part. — Ne savons-nous
pas qu'il ne reste plus rien dans le véhicule bien avant que
l'on soit arrivé à la 30ᵉ dilution ; et, si comme le dit M. Magnan, 125 grammes (4 onces) d'alcool suffisent pour faire
cette 30ᵉ dilution, ignore-t-il qu'elle renferme alors non pas
une goutte de teinture-mère, mais une fraction de cette
goutte, dont le dénominateur serait le 30ᵉ terme d'une progression géométrique commençant à 1 et ayant pour raison 100 ; c'est-à-dire un nombre composé de 59 chiffres.
Tandis que, s'il voulait faire l'opération complète pour la
goutte entière, il devrait employer une quantité d'alcool qui,
pour être représentée non pas seulement en litres, mais en
mètres cubes, exigerait un nombre composé de cinquante-
deux chiffres. Cette masse d'alcool formerait une sphère
liquide des millions de fois plus considérable que la sphère
terrestre dont le volume est exprimé en mètres cubes par
vingt-et-un chiffres seulement. Qu'ont donc de si étrange
de semblables calculs ? Ne sont-ils pas établis d'après les
formules (1) à l'aide desquelles se détermine la valeur
soit d'un terme quelconque, soit de la somme des termes

(1) Ces formules sont : $l \quad ar^{n-1}$ et S $\dfrac{rl-a}{r-1;a}$ représentant le premier
terme de la progression l le dernier, r la raison, n le nombre des termes,
S leur somme.

d'une progression géométrique ? On sait avec quelle rapidité croît chacun de ces termes, et l'on a souvent cité pour exemple la fameuse demande de l'inventeur de l'échiquier, dont la récompense devait consister en un certain nombre de grains de blés, calculé de la manière suivante : 1 grain serait placé sur la première case, 2 sur la suivante, et ainsi de suite, en doublant à chaque case. On arrivait ainsi à un total de grains de blés représenté par un nombre composé de 20 chiffres. Mais la progression n'avait pour raison que 2, tandis que dans les préparations homœopatiques cette raison est 100. Chaque terme qui, dans un cas est seulement le double du précédent, en est dans l'autre le centuple.

Hahnemann, de son côté, savait bien qu'il ne devait plus rester un atome de la substance active quand elle avait été ainsi plusieurs fois diluée ; aussi, comme le dit M. Magnan, à la place du mot dilution, employait-il souvent celui de *dynamisation*, qui avait pour lui une signification toute particulière. Mais beaucoup d'homœopathes, et même des plus fervents, ne savent probablement pas jusqu'où doit les conduire cette manière de considérer la propriété médicamenteuse comme une force indépendante de la matière qui en serait seulement le substatum, et il peut être bon de le leur indiquer. Entraîné par une logique rigoureuse après être parti d'un principe erroné, leur Grand-Prêtre en était venu au point d'isoler tellement la vertu médicatrice de la substance médicamenteuse elle-même, qu'il entrevoyait la possibilité de supprimer tous les médicaments, même les plus infinitésimaux des pharmacopées homœopathiques, et d'y « substituer l'*action mesmérique de* » *la volonté ferme* d'un homme bien portant de déterminer » chez son prochain des symptômes semblables à ceux de » la maladie. » (*Organon.*) On le voit, l'homœopathie mène directement au magnétisme, et c'est justice, car les deux se valent.

Nous n'irons pas plus loin sur ce sujet, et nous renverrons, pour tous les points non discutés ici, à l'article déjà cité de MM. Trousseau et Pidoux, et aux *Lettres* de M. Manec, dans lesquelles M. Magnan aurait pu également trouver, s'il l'eût voulu, cette « appréciation sévère mais juste » qu'il n'a su rencontrer nulle part. Nous conseillerons la lecture de ce dernier ouvrage surtout aux adeptes d'Hahneman, car ils y trouveront un résumé de leur doctrine plus lucide et plus complet que celui auquel leurs propres auteurs les ont habitués. Chacun des points de départ de l'homœopathie y est exposé et apprécié avec clarté et impartialité; puis l'auteur passe en revue les conséquences déduites de chacun des faits principes parfois exacts, le plus souvent spécieux, et il a toujours soin d'indiquer, avec une sûreté de vue remarquable, le point précis vers lequel le raisonnement dévie pour passer au sophisme. Ces *Lettres* ont été publiées d'abord dans un journal étranger à la médecine, et à la suite de cette fameuse..... comment dirai-je? comédie ou mystification, qui s'est appelée le Congrès homœopathique de Bordeaux. Et, chose remarquable, aucun des fameux paladins, qui s'étaient escrimés dans l'enceinte sacrée contre des ennemis absents, n'a osé prendre sa lance pour venir se mesurer sur un terrain neutre avec ce fameux jouteur. Est-ce que le prédicateur qui, apostrophant Voltaire du haut de sa chaire le réduisait si facilement au silence, se serait fait homœopathe?

Un dernier mot à M. Magnan : Il trouve tout naturel que les professeurs des Écoles « ceux qui dirigent la » science, qui en sont les princes, ne veuillent pas recon- » naître et convenir que la science ait pu marcher sans » eux. » Et il explique ainsi leur opposition systématique

à l'homœopathie. Mais nous, mais toute la jeune génération médicale contemporaine, nous n'avons pas la même
raison de lui être opposés. Nous respectons l'autorité des
maîtres, mais Dieu sait si ce respect va jusqu'à l'abnégation de nos opinions personnelles. Bien des fois il nous est
arrivé, aux uns comme aux autres, soit de combattre des
idées anciennes, soit d'émettre des idées nouvelles, et toujours nous avons trouvé nos maîtres disposés soit à accepter ces mêmes idées, soit à les rejeter, mais en les discu-
tant avec une sorte de déférence dont nous leur avons su
gré. Pourquoi n'en serait-il pas de même de l'homœopathie? Nous direz-vous que nous ne la connaissons pas?
Mais nous avons lu plus de vos livres que beaucoup d'homœopathes ; mais nous avons préparé nous-mêmes des
globules, et nous en avons pris, si nous n'en avons pas administré à nos malades. Est-ce donc de notre faute si nous
n'en avons éprouvé le moindre effet? Vous prétendez que
les dilutions conservent et même multiplient en quelque
sorte les propriétés de vos médicaments ; parmi ces propriétés, il en est une dont il est bien facile de constater la
persistance, c'est la sapidité. Si donc vous pouvez nous
faire percevoir la saveur soit du sucre, soit du sel, soit de
la coloquinte ou de toute autre substance, après la dixième
dilution, à plus forte raison à la trentième nous reconnaî-
trons que vous faites autre chose que de l'expectation, que
vous donnez autre chose que de l'eau pure ou du sucre de
lait à vos malades ; enfin, que vous pouvez avoir aison. Et
nous serons tout à fait converti si, après avoir préparé de
concert avec nous des médicaments homœopathiques, vous
parvenez à reconnaître, d'après leurs effets, ceux que nous
administrerons nous-mêmes, soit à vous, soit à une personne en santé, soit à un malade à votre choix.

T. GALLARD.

» les hauteurs où s'agitent les discussions scientifiques,

Que l'on compare les termes de notre feuilleton aux jugements qu'ont portés sur l'homœopathie tous les médecins qui en ont parlé avant nous, on verra que personne n'a été plus modéré que nous ; personne peut-être ne l'a été autant.

On remarquera aussi que les expressions qui ont le plus vivement choqué MM. les homœopathes, sont empruntées à l'un d'eux ; elles sont texuellement extraites du livre de M. Magnau, que nous analysions.

Cet auteur avait dit : « A l'horreur qu'inspirait le nom » seul de l'homœopathie a succédé en général un certain » esprit de tolérance. *On peut aujourd'hui appliquer la* » *méthode de Hahnemann sans être un ignorant abject, un* » *pauvre illuminé, ou un misérable charlatan;* on peut se » faire traiter par cette méthode sans tomber dans le ridi» cule, et sans passer pour avoir perdu le sens commun.... » Les journaux de médecine commencent à ouvrir leurs » colonnes à des discussions scientifiques qui semblent être » le présage de l'esprit d'examen succédant à l'esprit de » négation ou de dénigrement. A des accusations précipi» tées, acrimonieuses et aveugles, va succéder bientôt un » débat calme, sérieux, et digne de la science. (*Préface,* page v).

Ayant à rendre compte d'un livre dans lequel je rencontrais toutes ces assertions non justifiées, j'ai répondu : « M. Magnan se trompe lorsque, dans sa préface, il en» trevoit « le commencement d'un débat calme, sérieux » et digne de la science. » Ce débat a eu lieu ; il est clos » et il n'appartient à personne, pas même à des hommes » jeunes, honnêtes et ardemment convaincus, *comme il pa» raît l'être,* de le ranimer jamais. On ne peut, en effet, op» poser que le silence et le dédain à ceux qui, battus sur

» essaient maintenant d'engager une misérable lutte sur le
» terrain fangeux de la pratique industrielle et de l'exploi-
» tation. L'homœopathie n'est plus une doctrine, encore
» bien moins une science. C'est un commerce exercé par
» quelques-uns au détriment de la science et de l'humanité ;
» et s'il est une époque où l'on a pu « appliquer la méthode
» de Hahnemann sans être un ignorant abject, un pauvre
» illuminé, ou un misérable charlatan, » ce n'est certaine-
» ment pas à l'époque actuelle. »

J'ai eu soin de placer entre guillemets la phrase que j'em-
pruntais à M. Magnan et qui est aujourd'hui plus spécialement incriminée. En prenant ainsi une phrase dans le
livre dont je rendais compte, et en la retournant sans en
changer un mot, et tout en indiquant son origine, sommes-
nous sorti des droits de la critique et des usages quotidiens
de la presse ? N'est-ce pas comme si nous avions dit :
— Vous avouez que l'on a pu, à tort ou à raison, donner
autrefois les qualifications en question aux disciples de
Hahnemann ; et après un tel aveu vous cherchez à démontrer que de semblables qualifications ne leur sont plus ap-
plicables aujourd'hui. Eh bien, moi je pense tout différem-
ment, j'admets qu'à la rigueur on ait pu, dans le temps,
appliquer cette méthode sans être tout ce que vous dites,
mais aujourd'hui il n'en est plus de même ; pour appliquer
la méthode de Hahnemann il faut ignorer les résultats
qu'elle a donnés dans les nombreuses expériences instituées
pour la juger, ou ne les ignorant pas, passer outre. — Quelle
épithète mérite-t-on dans le premier cas, comme dans le
second ? Nous le demandons aux homœopathes eux-mêmes ;
et nous empruntons à M. Magnan celles d'*ignorant abject*,
de *pauvre illuminé*, de *misérable charlatan*.

Nous avons écrit déjà de nombreux articles de science ou de polémique, et jamais de semblables expressions ne se sont rencontrées sous notre plume (1). Comment cette fois avons-nous été amené à nous en servir? Le tribunal le sait maintenant.

Notre conduite a mérité l'approbation de nos confrères, et grand nombre d'entre eux ont bien voulu nous faire l'honneur de nous dire que nous avions, dans cette affaire, su défendre en même temps les saines doctrines et la dignité de la profession médicale. — Ce ne sont pas seule-

(1) Un passage significatif, car il peut être considéré comme notre profession de foi en fait de critique, puisqu'il se trouve au commencement du premier article de ce genre que nous ayons publié dans l'*Union Médicale*, dira mieux que nous ne pouvons le faire ici quelle règle de conduite nous nous sommes tracé à cet égard : « Si, disions-nous, nous trouvons les » éléments nécessaires pour une semblable discussion, nous tâcherons de » les mettre à profit, car notre intention n'est pas de nous borner à une » sèche analyse de ces travaux. Nous voulons, au contraire, chercher à nous » former une opinion personnelle que nous essaierons ensuite de faire » prévaloir en prenant parti dans la discussion. Cela nous mettra naturel- » lement dans la nécessité de combattre les partisans de l'opinion opposée, » mais nous espérons ne le faire qu'à armes courtoises, et tout en rendant » justice tant au mérite personnel des auteurs qu'à la valeur intrinsèque de » leurs œuvres. Nous n'oublions pas, en effet, qu'il s'agit d'une question » fort controversée au sujet de laquelle les doctrines les plus divergentes » comptent des partisans parmi les célébrités de notre époque, et, si près « que nous pensions être de la vérité, nous devrons toujours conserver une » certaine hésitation en face d'un semblable désaccord. J'aime, du reste, » à croire que mes anciens collègues d'internat ne verront dans cette » discussion autre chose que le désir d'élucider, avec l'aide de leurs lu- » mières, un point encore obscur de pathologie ; et j'ai une trop grande » confiance dans la noblesse des sentiments dont ils sont animés pour » penser qu'un seul d'entre eux puisse se froisser de mes objections ou même » de mes critiques, lesquelles ne devront altérer en rien les bonnes rela- » tions que j'ai toujours entretenues avec chacun d'eux, et la cordiale » amitié qui me lie à plusieurs. (T. GALLARD : *Qu'est-ce que la fièvre puer-* » *puérale ?* page 6, et l'*Union Médicale*, 4 juillet 1857.) »

ment des confrères isolés, mais des Sociétés savantes, au nombre de quinze , qui sont venues nous entourer de leur sympathie et applaudir à notre conduite, en acceptant en quelque sorte la solidarité de notre article par des ordres du jour motivés, qui sont par nous joints au dossier.

Après ces témoignages, après l'arrêt prononcé avec une si éminente autorité par l'Académie; après les jugements émis par nos maîtres les plus illustres (1), nous croyons avoir le droit de dire qu'en écrivant ce que nous avons écrit, nous avons été le modeste mais véridique interprète du Corps médical tout entier.

VII

LANGAGE DES HOMŒOPATHES.

A titre de comparaison, nous sera-t-il permis de citer les provocations dont les médecins ont été l'objet de la part des homœopathes, et les termes dont ils se sont souven*t* servis vis-à-vis de nous sans que nous ayons cru, ni *notre considération atteinte, ni notre clientèle menacée!*

Voici comment s'exprime Hahnemann (*Organon*):

« Je laisse de côté ce scandale que donne au monde *la lie du peuple médical*, et je m'occupe seulement de *la médecine régnante* dans les écoles, qui, fière de son antiquité, *s'imagine avoir réellement le caractère d'une science.* » (P. 2.)

« Il est temps que tous ceux qui se disent médecins ces-

(1) *Voyez* ces jugements aux sources indiquées en note, p. 46.

sent de tromper les pauvres humains par des paroles vides de sens
et qu'ils commencent à agir, c'est-à-dire à soulager et guérir réellement les malades. » (P. 111.)

« N'y a-t-il pas, d'après cela, *de la démence* à se proposer
comme objet de guérison l'état intérieur.... » (P. 113.)

« C'est la méthode au moyen de laquelle les médecins
ont, jusqu'à présent, réussi le mieux *à se donner l'air de
soulager les malades,* et sur laquelle ils ont le plus compté
pour gagner leur confiance en les leurrant d'un soulagement
instantané. » (P. 157.)

« Cette chose est précisément celle qu'on devrait éviter
si l'on voulait *ne pas tromper les malades et ne point se moquer
d'eux.* » (P. 158)

« Cette *pernicieuse méthode,* si généralement employée
aujourd'hui, est la principale source des innombrables
maladies chroniques portant des noms ou innominées sous
le poids desquelles gémit l'humanité tout entière. — C'est
*une des actions les plus criminelles dont la médecine ait pu se
rendre coupable,* et cependant c'est celle qu'on a généralement exercée jusqu'à ce jour. » (P. 265.)

« Peu importe que l'atténuation aille jusqu'au point de
paraître impossible aux *médecins vulgaires dont l'esprit ne se
nourrit que d'idées matérielles et grossières. »* (P. 348.)

« Les assertions de la matière médicale ordinaire *sont ar-
bitraires et peu raisonnées : elles se rapprochent du pur mensonge.
Et quel crime que de fonder le traitement des malades sur des
mensonges !* » (P. 351.)

« Voilà comment la santé et la vie des hommes ont été
livrées *au caprice de quelques brouillons* dont l'imagination faisait tous les frais de ce qu'on appelait la matière médicale. » (P. 352.)

« N'est-ce pas imprimer à la matière médicale *le cachet
d'une ignorance présomptueuse et sans conscience.* » (P. 353.)

« Sans m'arrêter à discuter avec des hommes que les préjugés de l'école *aveuglent* et à qui leur conscience se charge de faire les justes reproches qu'ils méritent. » (P. 395.)

Et, dans son *Traité des maladies chroniques*, le Grand-Prêtre de l'homœopathie ne nous ménage pas davantage.

« Il est incroyable jusqu'à quel point les médecins modernes de l'école ordinaire *se rendent coupables du crime de lèse-humanité*, lorsque, sans excepter presque aucun professeur, aucun des praticiens les plus en réputation et des écrivains les plus considérables, ils érigent en règle..... » (T. I, p. 24.)

« *De tous les méfaits* que l'on peut reprocher aux médecins modernes de l'ancienne école, c'est là réellement *le plus nuisible*, le plus impardonnable.......

» Celui qui, d'après ces exemples et une innombrable quantité d'autres semblables, n'aperçoit pas le contraire précisément des assertions qu'ils mettent en avant, *s'aveugle à plaisir et agit avec intention au détriment de l'humanité.* » (P. 54.)

« Quand bien même il y aurait quelque motif spécieux d'excuser cette triste négligence et *cette ignorance..... rien ne justifie l'aveuglement général* qui, pendant une si longue suite de siècles, leur a fait méconnaître la maladie interne préexistant à l'éruption psorique...... *Afin de prolonger l'erreur et de laisser le monde dans la pernicieuse croyance.....* » (P. 72.)

« Le médecin vulgaire *nuit au malade*, bien loin de le servir..... . » (P. 138.)

« La *nature inintelligente*, livrée à elle-même, ne peut rien faire de mieux, dans les maladies chroniques et dans les affections aiguës, qui en procèdent de temps en temps, que de recourir à des palliatifs pour sauver temporaire-

ment le sujet du danger subit qui menace ses jours.....
L'allopathie n'a pu qu'imiter la nature inintelligente dans ses
efforts palliatifs, sans même produire ce faible résultat,
mais aussi sans manquer d'épuiser beaucoup les forces.
*Elle n'a donc jamais fait, comme la nature, que hâter la ruine
générale.* » (P. 217.)

« Lorsqu'on *s'est rendu sourd à la voix de la conscience...
alors on est médecin allopathe.* »

« *Cet art funeste,* qui depuis une longue suite de siècles
est en possession de statuer arbitrairement sur la vie et la
mort des malades, *qui fait périr deux fois plus d'hommes que
les guerres les plus meurtrières,* et qui en rend des milliers
d'autres infiniment plus souffrants qu'ils ne l'étaient dans
l'origine. »

« Leur persistance (des médecins) à suivre *la méthode
homicide des anciens, les rend un objet de mépris et d'horreur.*
L'impartiale histoire flétrira leurs noms pour avoir dédai-
gné les secours qu'ils auraient pu donner à des malades
dignes de compassion, s'ils n'avaient pas *fermé méchamment
leurs yeux et leurs oreilles à la grande et salutaire vérité.*
(HAHNEMANN : *l'Allopathie.*)

Après Hahnemann, l'inventeur de l'homœopathie, nous
pourrions citer presque tous ses adeptes, car bien peu
d'entre eux se sont fait faute de le suivre dans cette voie,
mais nous choisirons de préférence dans les ouvrages de
ceux qui figurent au procès à titre de demandeurs. —
Ainsi, *M. Escallier,* dans un opuscule sur le traitement du
rhumatisme, se propose ..... « de montrer à quels *tristes
résultats,* nous devrions dire à *quels actes coupables* peuvent
conduire et l'absence de véritable méthode thérapeuthique
chez *nos adversaires et le déplorable esprit de système qui les
entraîne.* (p. 22) » .

Plus loin il dit :

« Administrer une substance médicamenteuse à une dose capable de mettre un être humain dans un état pareil à celui qui vient d'être décrit, *n'est-ce pas en réalité l'empoisonner?* » (p. 29.)

« *Nous affirmons que chez tous ces malades il y a eu* EMPOISONNEMENT par le sulfate de quinine. » (p. 45.)

« Si la science et l'art ont le droit de se trouver insultés par la confusion et le doute qui dominent la thérapeutique officielle du rhumatisme aigu, l'humanité à son tour a le droit de repousser des médications incendiaires aussi bien que *les sectaires imprudents ou aveugles* qui veulent les lui imposer. » (p. 50.)

« On peut se demander si la médication n'a pas été plus pernicieuse que la maladie. » (p. 55.)

Et il termine par un aveu que nous nous plaisons à enregistrer.

« L'HOMŒOPATHIE n'ayant pu faire, parmi les médecins, de propagande bien active... *elle s'est* INSINUÉE *dans l'intérieur de tous les ménages.*» (p. 115).

Dans une brochure de *M. Audouit*, nous lisons (1) :

» L'excellence de la méthode homœopathique........., me permet d'offrir à mes collègues un travail un peu plus sérieux peut-être, et à coup sûr beaucoup plus complet que les données recueillies après vingt mois d'expériences par MM. Cazenave et Devergie. — Je me hâte d'ajouter que ce n'est point l'habileté si connue de ces messieurs que j'entends ici mettre en cause, mais bien le pitoyable système d'expérimentation qu'ils continuent de suivre en dépit de son incertitude si manifeste, et ce qui est plus grave, malgré les dangers qu'il fait si souvent courir aux malades. » (p. 8.)

---

(1) *Études* sur l'hydrocotyle asiatica.

« La lice est ouverte, continue-t-il, les plus illustres médecins sanctionnent par leur conduite et par leurs conseils, le bill d'indemnité que vous avez déjà. Courage ! Expérimentez sans relâche, expérimentez encore, expérimentez toujours. Les malades, ceux des hôpitaux surtout, sont un peu faits pour cela. Ne ménagez personne : expérimentez quand même, *vous n'avez rien à craindre, et vous pouvez espérer que, sur la terre qui cachera vos bévues, l'Académie reconnaissante fera croître quelques lauriers.* » (p. 42-43.)

Il faudrait être bien aveugle ou bien prévenu pour ne pas apercevoir l'immense supériorité de la méthode expérimentale que j'ai suivie dans cette étude sur *les essais routiniers, empiriques et* INHUMAINS *que l'on met en œuvre dans l'École officielle.* (p. 108.)

Enfin, M. Chargé (dans *l'homœopathie et ses détracteurs*) s'écrie :

» On trouve dans le livre du docteur Fabre, *tous les procédés barbares inventés et perfectionnés par l'allopathie pour torturer et martyriser les pauvres malades.* » (p. 28.)

» Si leurs auteurs (des livres classiques) passent trop souvent sous silence le nom d'Hahnemann, c'est une lacune plus ou moins involontaire que *l'ignorance* seule peut se refuser à combler. » (p. 33.)

» Je me trouve à la discrétion de confrères passionnés et qui dans maintes occasions déjà ont publiquement donné la preuve d'une partialité injuste et outrageante. » (p. 82).

« Ce n'est plus de la tactique, *c'est du larcin.* » (p. 104.)

» Fidèles à leurs habitudes de dénigrement, nos adversaires trouvent toujours plus facile de nous calomnier que de discuter avec le désir bien sincère de chercher et de trouver la vérité. (p. 112.)

VIII

SITUATION MORALE ET SCIENTIFIQUE DE L'HOMŒOPATHIE.

L'homœopathie prétend être le progrès en médecine, et elle s'écrie : Le progrès ne peut se faire jour sans lutte et sans difficultés ; il trouve constamment, surtout au sein des écoles, une opposition systématique qui crée pour lui une résistance souvent difficile à vaincre.

Mais est-elle donc dans ce cas? Est-ce une lutte plus ou moins acharnée contre quelques hommes isolés ou contre des corps savants obstinés qu'elle a seulement à soutenir? N'est-elle pas, au contraire, entourée d'une réprobation générale, universelle?

Une vérité a beau être combattue, proscrite, elle n'est jamais aussi universellement repoussée que cette doctrine. Si elle était à l'état de vérité opprimée, on lui verrait faire incessamment de nouveaux prosélytes parmi la jeunesse, dont toutes les aspirations tendent si irrésistiblement vers le progrès ; elle aurait déjà envahi, peu à peu, les académies, les facultés, les écoles ; elle se serait installée de vive force au sein des corps savants ou enseignants ; à défaut de l'enseignement officiel, elle ouvrirait des cours libres qui seraient suivis par les jeunes gens; elle aurait des noms célèbres à nous citer. Et, au lieu de cela, nous voyons ses adeptes partout honnis et repoussés. Dans tous les États de l'Europe, à Saint-Pétersbourg comme à Paris, à Naples et à Vienne comme à Édimbourg ou à Londres, les médecins les plus instruits en même temps que les plus honorables, viennent, après avoir consciencieusement expérimenté cette doctrine, la déclarer *absurde et inefficace*.

Se recrutant surtout parmi les officiers de santé, l'homœopathie ne brille nulle part en Europe ; les écoles et les hôpitaux lui sont fermés, on expulse ses adeptes des sociétés dont ils faisaient partie, on ne les admet dans aucune ; on se refuse à les rencontrer en consultation (1). Ce ne sont pas là les caractères de la prévention contre le progrès ; ce n'est même plus pour les médecins une question de science, c'est une question d'honnêteté et de dignité professionnelles.

Il est vrai, nous le reconnaissons parfaitement, que le progrès ne peut se faire sans luttes, sans discussion, car il lui faut ces luttes, ces discussions pour le sanctionner, pour lui donner droit de cité dans la science. La controverse seule permet à la vérité de se faire jour, de se distinguer de l'erreur, et il est du devoir de tous les savants de ne jamais admettre une vérité nouvelle sans l'avoir soumise à un sévère et rigoureux contrôle ; sans cela, que d'erreurs pénétreraient dans la science sous ce faux titre de vérité nouvelle.

Ce contrôle indispensable, si rigoureux qu'il soit, n'a jamais été une barrière infranchissable que pour l'erreur, et constamment la vérité a pu parvenir à se faire jour en fort peu de temps. Il a fallu, dites-vous sans cesse, trente ans pour faire accepter la théorie de la circulation du sang ; mais voilà plus de soixante années que l'homœopathie combat en vain. Elle est née en 1790. Quels immenses progrès a-t-elle faits, surtout si nous la comparons à la vaccine, découverte en 1797 seulement ; à la vapeur, à l'électricité, dont certaines propriétés importantes n'ont été révélées que depuis le commencement de ce siècle,

(1) *Bulletin général de thérapeutique*, t. 39, p. 96 et t. 41, et *Gazette Hebdomadaire*, 1856.

aux vertus anesthésiques de l'éther et du chloroforme, dont la connaissance date d'hier, et qui cependant sont acceptées et utilisées par tous les chirurgiens du monde?

Vous le voyez donc bien, l'homœopathie est un faux système, sans cela elle n'aurait pas été si universellement combattue, et elle serait acceptée au même titre que toutes les inventions plus modernes qu'elle, dont nous venons de faire la rapide énumération.

Et, si tous les corps savants sont unanimes pour la repousser, c'est qu'au lieu d'être un progrès, comme le prétendent ses partisans, elle n'est autre chose qu'une immense mystification. Elle est au progrès, ce qu'est l'Icarie ou le phalanstère aux grands principes de la civilisation moderne.

APPENDICE.

QUE PENSER DES MÉDECINS QUI SE DISANT HOMŒOPATHES FONT DES PRESCRIPTIONS NON HOMŒOPATHIQUES ?

(Les insufficientistes.)

Jusqu'à présent nous n'avons parlé de l'homœopathie qu'en la prenant au sérieux et en considérant les hommes qui la pratiquent comme profondément convaincus de son efficacité. Mais il ne faut pas croire qu'il en soit toujours ainsi. Nous voulons bien admettre que, parmi les homœopathes, il se trouve un petit nombre de médecins consciencieux qui, abusés par cette chose nouvelle et mystérieuse importée d'Allemagne, font abnégation de tout ce qu'ils savent pour adopter les théories de Hahnemann et se laisser guider par ses enseignements ; *credo quia absurdum,* disent-ils. Mais ceux-là comprennent parfaitement tout ce qu'une telle doctrine a d'opposé avec la science réelle, avec la médecine classique et, les plaçant l'une et l'autre dans un antagonisme constant , ils n'ont jamais pu s'arrêter à l'idée de les associer dans leur pratique.

Pour eux, « il est absolument interdit de mélanger le » traitement homœopathique avec les remèdes préconisés » par l'ancienne médecine, une telle association serait mons- » trueuse » (1), car » l'homœopathie est une doctrine nou- » velle qui prétend être complète, qui n'admet rien en ». partage, qui veut être victorieuse ou terrassée. » (2.) Ce sont, nous le croyons fermement, de parfaits honnêtes gens , incapables de nuire à leur prochain.... sciemment du moins ; mais qui à nos yeux ont un seul tort, et celui-là est immense, c'est de ne pas vouloir nous permettre de les appeler des ignorants ou des illuminés. Ils ont foi dans ce qu'ils prêchent, d'accord, mais *croire* n'a jamais été le synonyme de *savoir*, et la médecine n'est pas une *religion,* c'est une *science*.

Cependant, qu'on le sache bien, ceux qui croient réellement en l'homœopathie sont les moins nombreux ; d'autres, plus habiles sans doute, mais certainement moins honorables, profitent de l'engouement du public pour l'homœopathie qui est, il faut bien le dire, autant à la mode de nos jours que le baquet de Mesmer a pu l'être dans le siècle dernier. Une fois appelés auprès des malades désireux d'être soumis au traitement homœopathique, ces médecins peu consciencieux n'hésitent pas à faire des prescriptions toutes différentes de celles enseignées par l'auteur de la méthode qu'ils prétendent pratiquer.

(1) ANDRIEU : *Traitement homœopathique du choléra*, p. 30.
(2) MAGNAN : *L'homœopathie* , p. 7.

Ils prescrivent donc des médicaments à haute dose, et c'est si peu faire de l'homœopathie que Hahnemann a lui-même répudié toute solidarité avec eux en les reniant pour ses disciples d'une façon assez catégorique pour ne pas laisser place à l'équivoque. « Une dose plus forte que la nécessité
» ne l'exige (1) même du remède le plus homœopathique,
» agit avec trop de violence et porte un trouble trop grand,
» trop prolongé dans les facultés morales et intellectuelles
» pour qu'on puisse de bonne heure reconnaître l'amélio-
» ration dans l'état de ces dernières. Je ferai remarquer
» ici que *cette règle si importante* est une de celles contre
» lesquelles pèchent le plus les médecins qui passent de
» l'ancienne école à celle de l'homœopathie. Aveuglés par
» le préjugé, ils s'abstiennent des plus petites doses des so-
» lutions les plus étendues des médicaments, et se privent
» ainsi des plus grands avantages que l'expérience en a
» mille et mille fois retirés ; *ils ne peuvent faire* ce qu'accom-
» plit le véritable homœopathe et se donnent *à tort pour*
» *ses disciples.* » (Hahnemann, *Organon*, page 301.)

Et ailleurs il les accuse de « n'agir ainsi que pour s'épar-
» gner la peine de chercher le remède homœopathique ou
» plutôt pour *ne pas se donner celle de devenir médecin homœo-*
» *pathiste* tout en ayant l'air de l'être. » (*Organon,* p. 153.)

Car « il faut avoir bien peu approfondi l'étude de l'ho-
» mœopathie, n'avoir jamais vu aucun traitement homœo-
» pathique bien motivé, n'avoir point su juger jusqu'à
» quel point les méthodes allopathiques sont dénuées de
» fondement et ignorer quelles suites, les unes mauvaises,
» les autres effrayantes, elles entraînent, pour vouloir faire
» marcher ces détestables méthodes de pair avec la véri-

____

(1) Nous savons maintenant ce que cela veut dire dans la bouche de Hahnemann, voyez p. 23.

» table médecine et les représenter comme des sœurs dont
» elle ne saurait se passer. *L'homœopathie pure*, qui ne
» manque presque jamais son but, qui réussit presque
» toujours, *repousse toute association de ce genre.* » (Idem,
p. 138.)

» L'homœopathie ne verse pas une seule goutte de sang ;
» elle ne purge pas et ne fait jamais vomir ni suer ; elle ne
» répercute aucun mal externe par des topiques, et ne
» prescrit ni bains chauds ni lavements médicamenteux ;
» elle n'applique ni vésicatoires, ni sinapismes, ni sétons
» ou cautères ; jamais elle n'excite la salivation ; jamais
» elle ne brûle les chairs jusqu'à l'os avec le moxa ou le
» fer rouge, etc. » (Id. *Organon, Préface.*)

Puisque ceux qui agissent ainsi ne sont pas homœopathes, puisque Hahneman leur défend de se vanter d'appliquer sa méthode ou d'oser se donner pour ses disciples, que viendraient-ils donc faire au procès, de quel droit se plaindraient-ils de la façon dont nous les apprécions, quand leur conduite est jugée par les vrais homœopathes eux-mêmes plus sévèrement encore qu'elle ne l'a jamais été par nous. — Nous reconnaissons bien avec eux que « la nou-
» velle doctrine, telle qu'elle a été présentée dans sa tota-
» lité par Hahnemann et admise comme un code sacré par
» ses disciples ne peut soutenir l'examen d'une critique
» juste et impartiale (1). » Et c'est ce que nous nous sommes efforcés de démontrer dans le cours de ce travail. — Mais nous ajouterons que cette doctrine étant aussi contraire à toutes les données scientifiques dans ses détails que dans son ensemble, il n'y a rien de bon à y prendre. Si elle n'est pas entièrement vraie, elle doit être entièrement fausse, et nous nous associons pleine-

(1) RAU, *Nouvel-Organon.*

ment au blame adressé par l'auteur de la doctrine à ceux qui croient pouvoir dans la pratique l'associer à la médecine traditionnelle. — Quel est donc le mobile de leur conduite? Nous avons dû nous borner à le faire pressentir, mais le professeur Requin l'a clairement divulgué dans une vigoureuse apostrophe que nous prendrons la liberté de reproduire et qui nous servira de conclusion :

« Arrière donc, s'écrie le savant académicien, arrière,
» tiers parti justement repoussé de droite et de gauche
» entre le camp des vrais homœopathes et le nôtre!
» arrière vous praticiens amphibies! vous Janus à double
» langage! *vous chauves-souris de l'homœopathie* qui dites
» comme il vous plaît, tantôt *je suis souris* et tantôt
» *je suis oiseau!* VOUS NE PRENEZ LE NOM D'HOMŒOPATHE QUE
» COMME UNE ENSEIGNE ET POUR ALLÉCHER CERTAINES
» GENS. » (Requin. — *Homœopathie.* — Sup. au *Dict.* des
Dict. de méd.

Dr T. GALLARD.

Ancien interne, lauréat (médaille d'or) des hôpitaux, etc.

TABLE.

———

APPENDICE.

www.ingramcontent.com/pod-product-compliance
Ingram Content Group UK Ltd.
Pitfield, Milton Keynes, MK11 3LW, UK
UKHW020936120726
13693UKWH00003B/1358